Die **100** besten Hausmittel

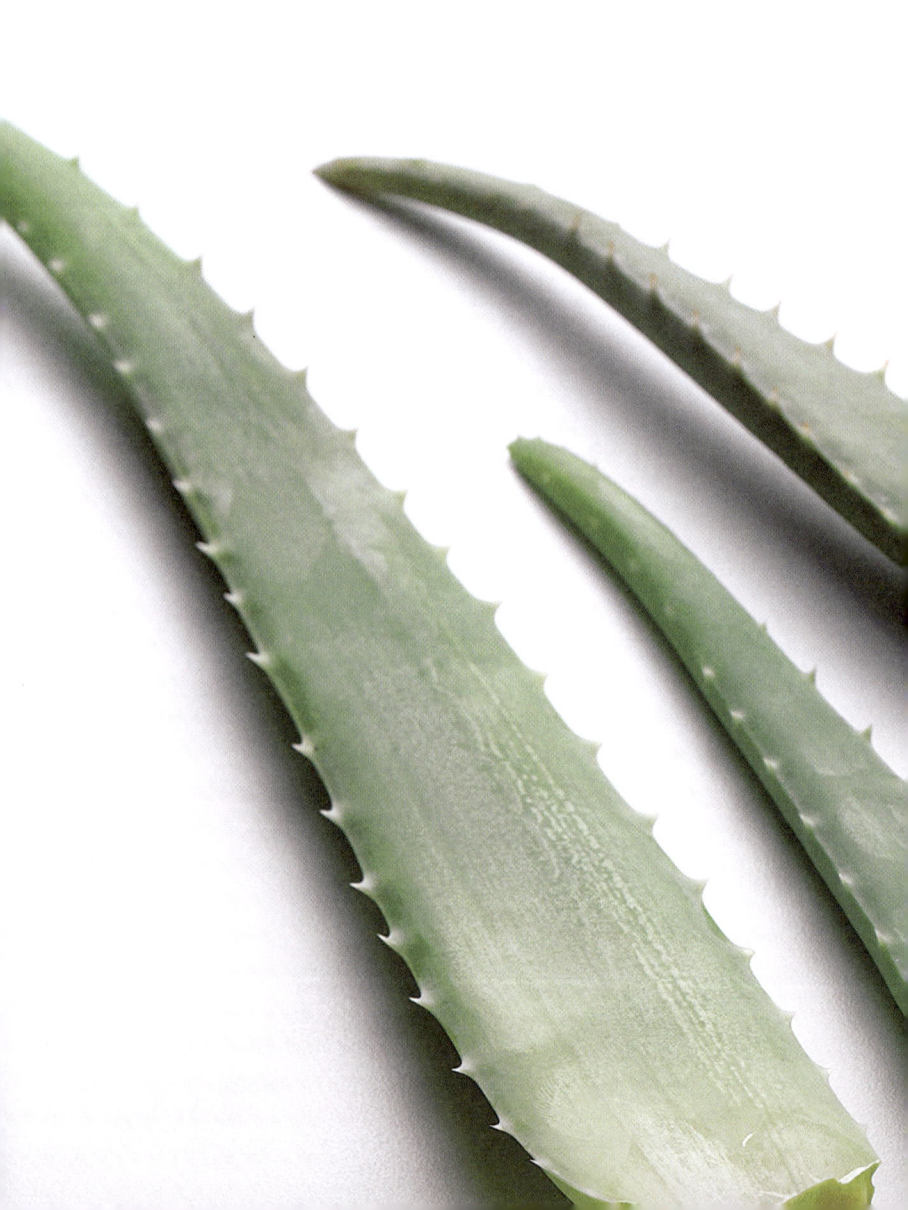

Sarah Merson

Die 100 besten Hausmittel

Die natürlichen Heilkräfte unserer Lebensmittel

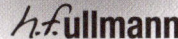

TOP 100 TRADITIONAL REMEDIES
All Rights Reserved.
Copyright © Duncan Baird Publishers Ltd
Text Copyright © Sarah Merson
Commissioned Photography Copyright © Duncan Baird Publishers Ltd

© der deutschen Ausgabe: Ullmann Medien GmbH
Alle Rechte vorbehalten.

Deutsche Übersetzung: Frauke Watson, Callian
Satz: ce redaktionsbüro für digitales publizieren, Heinsberg
Redaktion: Sandra Jacobi
Coverfoto: Fotolia

Gesamtherstellung: Ullmann Medien GmbH, Potsdam

Printed in Poland, 2017
ISBN 978-3-7415-2058-7

10 9 8 7 6 5 4 3 2
X IX VIII VII VI V IV III II I

www.ullmannmedien.com
info@ullmannmedien.com
facebook.com/ullmannmedien
twitter.com/ullmannmedien

MIX
Papier aus verantwortungsvollen Quellen
FSC® C129466

Hinweis: Die Informationen in diesem Buch stellen keinesfalls eine ärztliche Beratung oder Empfehlung und auch keinen Ersatz für eine ärztliche Beratung oder Behandlung dar. Der Verlag, die Autorin und alle anderen bei der Erstellung dieses Buches beteiligten Personen übernehmen keine Haftung für evt. auftretende Schäden infolge der in diesem Buch aufgeführten Behandlungen. Die Behandlungsmethoden in diesem Buch sind ausschließlich für Erwachsene geeignet. Bevor Sie mit einer Behandlung beginnen, ist es ratsam, einen Arzt zu konsultieren, insbesondere wenn eine Schwangerschaft vorliegt, während der Stillzeit, bei Allergien oder wenn Sie unter Beschwerden leiden, bei denen Sie sich unsicher sind, ob und welche Rezepte oder Lebensmittel in diesem Buch für die Behandlung geeignet sind. Alle Lebensmittel und Rezepte in diesem Buch sind ausschließlich für Erwachsene geeignet.
Alle Rezepte ergeben vier Portionen, sofern nicht anders angegeben.

INHALT

EINLEITUNG 6

OBST 10
Zitrone, Orange, Aprikose, Feige, Ananas, Himbeeren, Erdbeeren, Grapefruit, Apfel, Cranberrys, Heidelbeeren, Banane, Papaya

GEMÜSE 24
Spinat, Bumenkohl, Avocado, Rote Bete, Kartoffel, Kürbis, Stangensellerie, Spargel, Artischocke, Süßkartoffel, Karotte, Kohl, Brokkoli, Pilze, Tomate, Brunnenkresse, Zwiebel, Chili

HÜLSENFRÜCHTE UND BOHNEN 43
Linsen, Sojabohnen, Adukibohnen, Favabohnen, Kichererbsen

NÜSSE UND SAMEN 49
Mandeln, Kürbiskerne, Sonnenblumenkerne, Leinsamen, Paranüsse

VOLLKORNGETREIDE 55
Naturreis, Quinoa, Roggen, Buchweizen, Gerste, Hafer, Hirse

KRÄUTER 63
Süßholz, Fenchel, Echinacea, Pfefferminze, Rosmarin, Salbei, Löwenzahn, Eukalyptus, Aloe vera, Ginseng, Knoblauch, Beinwell, Trauben-Silberkerze, Rotulme, Mutterkraut, Meerrettich, Holunder, Thymian, Brennnessel, Weißdorn, Johanniskraut, Chicorée, Lavendel, Kamille, Sternmiere, Teebaum, Zitronenmelisse

GEWÜRZE 91
Zimt, Pfeffer, Kurkuma, Cayennepfeffer, Anis, Muskatnuss

PFLANZENSTOFFE 98
Sprossen, Algen, Weizengras

TIERISCHE PROTEINE 102
Lamm, Rind, Lachs, Garnelen, Austern, Hühnchen

MILCHPRODUKTE 109
Milch, Joghurt

VERSCHIEDENES 112
Kaffee, Tee, Apfelessig, Olivenöl, Bierhefe, Zuckerrübensirup, Honig, Steinsalz

BESCHWERDEN IM ÜBERBLICK 121

GLOSSAR 127

REGISTER 128

SYMBOLE

- antiallergen
- antibakteriell
- entzündungshemmend
- antiviral
- antioxidant
- antiseptisch
- entgiftend
- gut für das Herz
- gut für die Haut
- gut für die Verdauung
- gut für das Immunsystem

Hausmittel

„Gesundheit ist der Ausdruck eines natürlichen Gleichgewichts zwischen den verschiedenen Komponenten der menschlichen Natur, Umwelt und Lebensweise … Die Natur ist der beste Arzt der Kranken."

HIPPOKRATES

Traditionelle Hausmittel haben sich über viele Generationen hinweg bewährt. Sie können meist ganz einfach zu Hause aus dem, was ohnehin stets zur Hand ist, hergestellt werden. Inzwischen ist die Rückkehr zu den altbewährten Hausmitteln regelrecht zu einem Trend geworden. Diese Mittel dienen oft nicht allein der Heilung von gesundheitlichen Beschwerden, sondern helfen auch dabei, diesen vorzubeugen.

Schon lange vor den alten Ägyptern war das Wissen um die heilende Kraft mancher Nahrungsmittel Teil des täglichen und des spirituellen Lebens. Diese Arzneien haben sich im Laufe der Zeit verändert und können oft auf eine ereignisreiche Geschichte zurückblicken. Die großen Ärzte der griechischen Antike – Hippokrates, Galen, Theophrast und Dioskurides – schöpften aus dem Wissen der alten Ägypter. Ihre Werke wurde während des gesamten Mittelalters am Leben erhalten, indem Generationen von Mönchen sie immer wieder abschrieben. Mit dem Aufkommen des Buchdrucks Mitte des 15. Jahrhunderts erlebten diese Werke eine neue Blüte. Europäische Gelehrte schufen neue Kompendien, in denen sie die heilende, stimulierende, einschläfernde, halluzinogene oder sonstige Wirkung von Pflanzen und Nahrungsmitteln detailgenau beschrieben und abbildeten. Im 16. Jahrhundert verlegten sich europäische Botaniker wie John Gerard oder Nicholas Culpeper auf die empirische Erforschung von Pflanzen. In vielen Fällen wurden pflanzliche Arzneien in allgemeinärztliche Verfahren mit eingebunden.

Im 19. Jahrhundert jedoch begann die konventionelle Schulmedizin ihr Monopol auszubauen und wurde in vielen westlichen Ländern gesetzlich festgelegt. Von nun an war jeder, der nicht Medizin studiert hatte, vom Ausüben der Heilkunst ausgeschlossen. Im Zeitalter der Skepsis konzentrierte sich das ärztliche Establishment fast ausschließlich auf laborproduzierte Arzneimittel. Traditionelle Hausmittel wurden in den Bereich der Folklore und der Hexerei verbannt. Dennoch ließ sich die Naturheilkunde nicht völlig unterdrücken. Mit der Gründung des *National Institute of Medical Herbalists* in England im Jahre 1864 entstand die erste offizielle Körperschaft von Pflanzenheilkundlern der Welt. Dank solcher Institutionen konnte das überlieferte Wissen erhalten und mit den neuesten wissenschaftlichen Erkenntnissen verbunden werden.

So scheint das traditionelle Konzept der heilenden und gesundheitsfördernden Wirkung mancher Nahrungsmittel zunächst gegenüber den auf strengen wissenschaftlichen Grundregeln basierenden Erkenntnissen des 21. Jahrhunderts manches zu wünschen übrig zu lassen. Doch inzwischen

ARZNEIEN DES ALTERTUMS

- Bereits die alten Ägypter machten Aufgüsse, um Pflanzen Heil- und Aromastoffe zu entziehen.
- Die Azteken verwendeten Knoblauch zum Schutz vor Tuberkulose.
- Die Römer behandelten Schluckauf mit etwas in Essig getränktem, rohem Weißkohl.
- Die Römer übernahmen ihr Wissen von den Griechen und entwickelten es weiter.
- Die Bauarbeiter der Pyramiden erhielten eine Tagesration Knoblauch, um böse Geister fernzuhalten und die Leistungskraft zu stärken.
- Eigelbe, verquirlt mit der Asche ihrer Schale, waren im alten Rom eine bewährte Arznei gegen Durchfall.
- Avocadopaste, auf die Geschlechtsteile gestrichen, galt bei den Azteken als Aphrodisiakum.
- Ein altägyptisches Haarwuchsmittel bestand aus Löwen-, Nilpferd-, Katzen-, Krokodil- und Schlangenfett.

erlebt die Forschung im Bereich der Naturheilkunde ein deutliches Wachstum, und die Heilwirkung vieler traditioneller Arzneimittel wurde inzwischen durch empirische Forschung wissenschaftlich bestätigt. Diese Erkenntnisse werden heute von der Schulmedizin zunehmend unterstützt und mitgetragen.

NATURHEILMITTEL IM WANDEL DER ZEIT
Die meisten Zutaten traditioneller Arzneien verfügen über eine natürliche Alchimie. So entziehen Pflanzen dem Boden Nährstoffe und wandeln diese in eine für den Menschen konsumierbare Form um. Pflanzen sind daher natürliche Träger der im Boden enthaltenen Nährstoffe – eine Tatsache, die auch in alter Zeit durchaus nicht unbekannt war.

Leider haben sich seit der industriellen Revolution die Umweltbedingungen nicht nur in unserem Lebensraum dramatisch verschlechtert; auch große Teile des Erdbodens sind teilweise erheblich belastet, wodurch die Qualität unserer Nahrungsmittel rapide abgenommen hat.

Um dem Garten der Natur wieder das Beste abzugewinnen, sollten wir uns daher wieder verstärkt den traditionellen Praktiken zuwenden:

NATURHEILKUNDLICHER LEITFADEN FÜR EIN GESUNDES LEBEN

- Leben Sie bewusst!
- Essen Sie organische, unbehandelte Lebensmittel.
- Wählen Sie möglichst saisonübliche Lebensmittel aus Ihrer Umgebung.
- Vermeiden Sie stark behandelte Nahrung und Fast Food.
- Essen Sie langsam, kauen Sie gründlich.
- Trinken Sie zwei Liter reines, klares Wasser am Tag.
- Machen Sie möglichst zweimal pro Jahr eine Entgiftungskur.
- Tragen Sie Kleidung aus Naturfasern, gefärbt mit Naturfarben.
- Hautpflegemittel sollten frei von chemischen Zusätzen sein.
- Verwenden Sie natürliche Deodorants statt chemischer.
- Gehen Sie viel an die Sonne und die frische Luft.
- Eine tägliche Bürstenmassage regt die Durchblutung der Haut und die natürliche Entgiftung an.
- Ausreichend Schlaf und Entspannung regen die Selbstheilungskräfte des Körpers an.
- Treiben Sie mindestens dreimal pro Woche 30–40 Minuten Sport, z. B. Walken, Yoga, Pilates oder Tai-Chi.
- Sorgen Sie für ein gesundes Gleichgewicht zwischen beruflichen und privaten Aktivitäten.

- Zurück zur Natur – wild wachsende Pflanzen sind ein Naturprodukt und wirken daher wesentlich stärker als Kulturpflanzen.

- Beim Sammeln von Wildpflanzen sollte man Pflanzen meiden, die zu dicht zusammenstehen, und stattdessen solche auswählen, die reichlich Platz zum Wachsen hatten.

- Obst, Gemüse und Kräuter sollten so frisch wie möglich sein und gesund und angenehm aussehen, riechen und schmecken. Diese werden auch die meisten Nährstoffe haben.

DER WEG ZUR SELBSTHEILUNG

Wir brauchen heute nicht mehr wie unsere Vorfahren in den Wäldern und Wiesen nach Nahrung zu suchen. Viele der Zutaten, die unsere Ahnen noch mühsam sammeln und erjagen mussten, gibt es heute in Bioläden und inzwischen zunehmend auch im Supermarkt zu kaufen.

Wir wissen um die Heilwirkung vieler natürlicher Lebensmittel, doch die Grenze zwischen „Nahrung" und „Medizin" verläuft oft fließend. Wenn es um natürliche Heilung geht, arbeiten diese Aspekte jedoch Hand in Hand. Zudem nimmt sich der Körper hier in jedem Falle – egal, ob bei innerlicher oder äußerer Anwendung – nur das, was er braucht, um das natürliche Gleichgewicht wieder herzustellen. Durch diesen Einklang mit der Natur erhält der Körper die Kraft zurück, sich selbst zu heilen.

Obwohl sich unser Lebensstil von dem unserer Vorfahren in hohem Maße unterscheidet, kommen uns traditionelle Heilmittel durch ihre schützenden und heilenden Eigenschaften nach wie vor sehr zugute und sind besonders in unserer schnelllebigen Zeit wichtiger denn je.

In diesem Buch finden Sie die wichtigsten gesundheitsfördernden und heilenden Eigenschaften von 100 der besten Nahrungsmittel. Anschauliche Symbole ermöglichen das Finden der wichtigsten Informationen auf einen Blick.

Die Rückwendung zur Naturmedizin legt das Wohl unseres Körpers und unserer Gesundheit wieder in unsere eigenen Hände zurück und zeigt uns, wie wichtig es ist, das Erbe unserer Vorväter in Ehren zu halten.

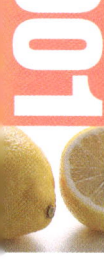

Zitrone

Zitronen sorgten schon bei den alten Römern für frischen Atem. Die vitamin- und mineralstoffhaltigen Früchte werden heute bei verschiedenen Beschwerden angewandt.

Zitronen sind reich an Zitrusflavonoiden wie Vitamin C und wichtigen Antioxidantien. Diese stärken das Immunsystem, begünstigen die Wundheilung und kräftigen die Blutgefäßwände. Aufgrund ihrer antiseptischen Eigenschaften werden Zitronen zur Behandlung von Atemwegsinfektionen eingesetzt, aber auch zur Oberflächenbehandlung von Abszessen sind sie wirksam. Sie regen die Leberfunktion an und wirken daher entgiftend, zum Beispiel als mit Wasser verdünntes Getränk.

EIGENSCHAFTEN
- stärkend
- entgiftend
- immunsystemstärkend
- leberstärkend

VERWENDUNG
- ganze Frucht

ZITRONENPACKUNG
Bei Geschwüren und Abszessen

1 Zitrone, in Scheiben
Gazebinde

Eine Zitronenscheibe mithilfe der Gazebinde auf dem Geschwür oder Abszess fixieren. Nach Wunsch eine Wärmflasche auflegen. Etwa 10 Minuten einwirken lassen, dann entfernen. Zwei- bis dreimal pro Tag wiederholen, bis sich das Geschwür geöffnet hat.

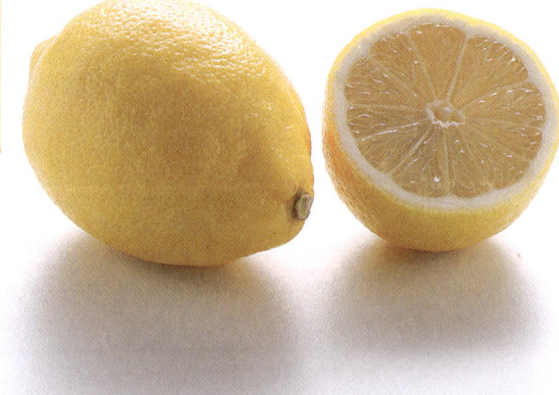

ZITRONE/ORANGE 11

Orange

Die aus dem tropischen Asien stammende Orange ist reich an Vitamin C und durch ihren Fruchtzuckergehalt ein ausgezeichneter Energiespender.

Orangen gehören zu den besten Vitamin-C-Lieferanten. Sie stärken das Immunsystem und sind ein bekanntes Mittel gegen Erkältungen. Sie enthalten weitere Antioxidantien, die cholesterinsenkend und antiseptisch wirken und sogar das Wachstum von Krebszellen aufhalten können. Sie sind ballaststoffreich und daher gut für die Verdauung und den Energiehaushalt.

Das aus den Blättern des Orangenbaums gewonnene heilkräftige Neroli-Öl wird bereits seit Jahrtausenden verwendet.

EIGENSCHAFTEN
- immunsystemstärkend
- cholesterinsenkend
- energiespendend

VERWENDUNG
- ganze Frucht

ORANGENSORBET

750 ml frischer Orangensaft
55 g Rohzucker
2 EL Milch
½ TL Vanille-Essenz
125 ml Wasser

Alle Zutaten mischen, in einen flachen Behälter gießen und in den Gefrierschrank stellen. Die gefrorene Mischung in Streifen schneiden und im Mixer zu Sorbet verarbeiten. Sofort servieren.

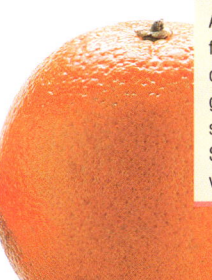
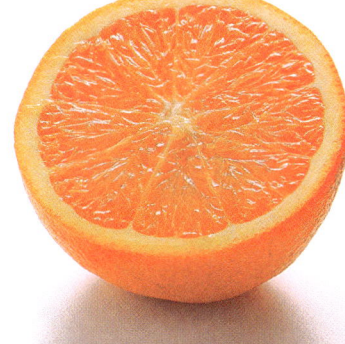

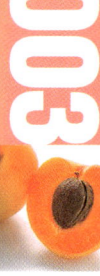

Aprikose

Reich an Betacarotin sind Aprikosen schon seit über 2000 Jahren aus der indischen und chinesischen Volksmedizin bekannt.

Aprikosen sind reich an Betacarotin, das der Körper in das antiviral wirkende Vitamin A umwandelt. Der Verzehr von frischen Früchten kann bei Infektionen, besonders der Atemwege, lindernd wirken. Getrocknete Aprikosen sind ein guter Eisenlieferant; sie fördern die Hämoglobinproduktion und sind daher gut gegen Blutarmut. Sie wirken ausgleichend auf das Nervensystem, helfen bei seelischer Erschöpfung, innerer Anspannung und Schlaflosigkeit. Aprikosenkernöl wirkt schützend und lindernd bei trockener Haut.

EIGENSCHAFTEN
- ausgleichend
- stärkt die Atemwege
- eisenhaltig

VERWENDUNG
- ganze Frucht

APRIKOSEN-MASSAGEÖL
Gegen trockene, empfindliche Haut

250 g Aprikosenkerne
750 ml Trägeröl
1 Stück Gaze

Die Kerne im Mörser zerstoßen, um das Öl freizusetzen, dann in ein Glasgefäß geben. Die Kerne mit dem Trägeröl übergießen, Deckel schließen und gut schütteln. An einem sonnigen Platz 2–3 Wochen stehen lassen. Durch ein mit Gaze ausgelegtes Sieb in dunkle Glasflaschen abfüllen. Das Öl hält sich etwa 1 Jahr lang. Die Haut nach Bedarf damit einreiben.

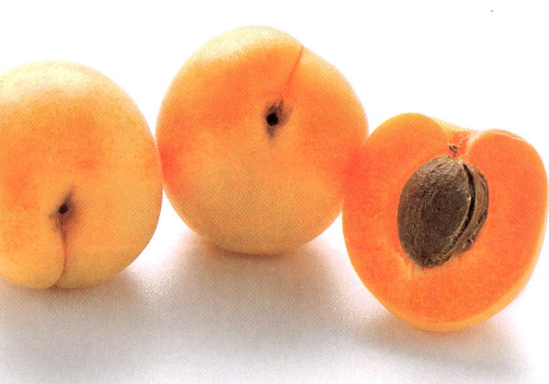

APRIKOSE/FEIGE 13

Feige

Die aus Persien, Syrien und anderen Teilen Asiens stammenden Feigen sind nicht nur ein natürliches Abführmittel, sondern auch sehr nährstoffreich.

Feigen enthalten aktive Nährstoffe sowie Ballaststoffe, die den Verdauungsapparat anregen und die Darmentleerung fördern. Der hohe Gehalt an Kalium senkt den Blutdruck, während der Eisengehalt den Genuss von Feigen besonders für schwangere Frauen und Rekonvaleszenten empfehlenswert macht. Äußerlich als Packung angewendet, helfen Feigen, dem Körper Gift zu entziehen.

EIGENSCHAFTEN
- abführend
- ballaststoffreich
- reich an Kalium

VERWENDUNG
- ganze Frucht

FEIGENSIRUP
Gegen Verstopfung

50 g getrocknete Feigen
50 g Backpflaumen
450 ml Wasser
1 EL Zuckerrübensirup

Wasser, Feigen und Backpflaumen in einen Topf geben und 8 Stunden einweichen. Dann aufkochen und so lange ziehen lassen, bis das Obst weich und die Flüssigkeit verdampft ist. Den Sirup zugeben, abkühlen lassen und im Mixer pürieren. In ein Glasgefäß geben und im Kühlschrank aufbewahren. Bei Bedarf 1 Esslöffel Sirup einnehmen.

> Athleten aus Sparta sollen vor Wettkämpfen zur Stärkung ihrer Körperkraft Feigen gegessen haben.

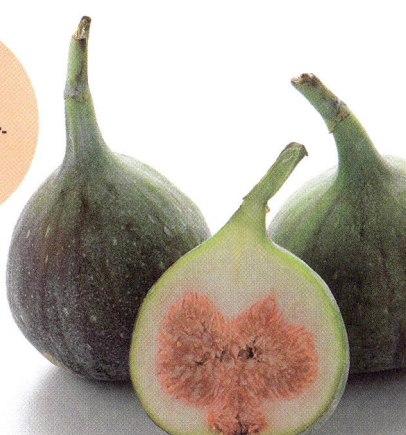
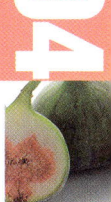

Ananas

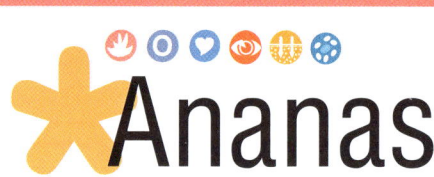

In der harten, stacheligen Schale verbirgt sich ein „goldenes Herz": Frische Ananas enthält Bromelain sowie Vitamin C und Mangan.

Die antiseptische Wirkung der Ananas ist seit Jahrhunderten bekannt. Der Grund dafür ist das Enzym Bromelain, das die Ananas zu einem wirksamen Heilmittel bei Stirnhöhlenvereiterung und Halsentzündungen sowie Rheuma und Gicht macht. Es begünstigt die Wundheilung nach Verletzungen und Operationen, wirkt entwässernd, blutverdünnend und beugt Arteriosklerose vor. Das Enzym Bromelain hilft bei Störungen des Verdauungstraktes und wirkt, äußerlich angewendet, lindernd

EIGENSCHAFTEN
- entzündungshemmend
- fördert die Wundheilung
- knochenstärkend
- energiespendend

VERWENDUNG
- ganze Frucht

ANANAS-PFLASTER
Bei trockener, abgestorbener Haut

1 kleine, frische Ananas
Leukoplast oder schmaler Verband
Schüssel mit warmem Wasser

Die Hautstelle etwa 20 Minuten in warmem Wasser einweichen. Ein Stück Ananasschale abschälen und mit der Fleischseite auf die befallene Stelle legen, befestigen und über Nacht einwirken lassen. Den Verband entfernen und die Haut nochmals 5 Minuten einweichen. Die Prozedur 4 Nächte wiederholen.

ANANAS-HONIG-MARINADE *Zu Lachs oder Hähnchen*

200 g frische Ananas, geschält und fein gehackt
2 Knoblauchzehen, zerdrückt
1–2 TL Honig
1 TL Piment
1 TL Muskatnuss, frisch gemahlen
1 TL Zimt
1 TL Nelkenpulver
1 Prise Salz

Alle Zutaten vermischen und 15 Minuten stehen lassen. Lachs oder Hähnchenfleisch damit übergießen und 2 Stunden darin marinieren lassen.

bei trockener und abgestorbener Haut. Der hohe Gehalt an Vitamin C schützt vor freien Radikalen und stärkt das Immunsystem. Vitamin C und Mangan helfen bei der Produktion des knochenbildenden Kollagen.

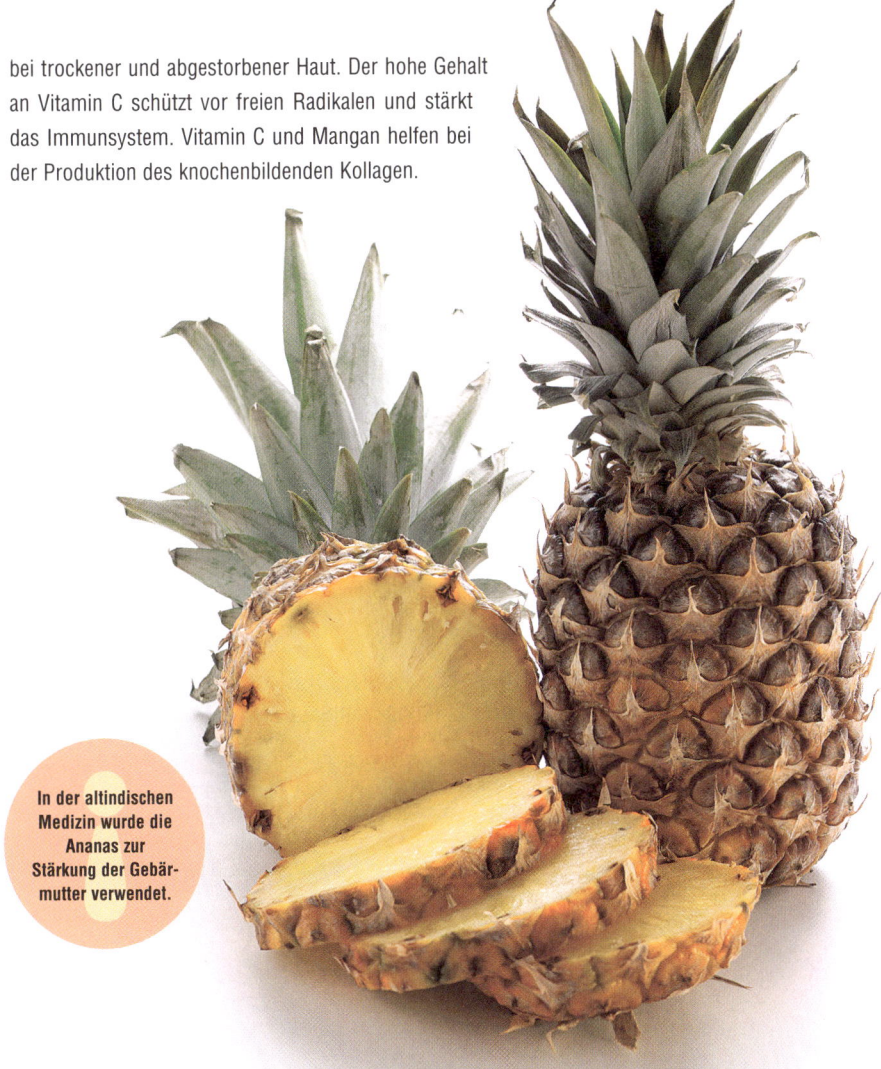

In der altindischen Medizin wurde die Ananas zur Stärkung der Gebärmutter verwendet.

Himbeere

Himbeeren enthalten viele Antioxidantien und Spurenelemente und sind daher als Hausmittel seit alters her beliebt.

EIGENSCHAFTEN
- adstringierend
- gegen Durchfall
- entspannt die Gebärmutter

VERWENDUNG
- Beeren und Blätter

> In der Volksmedizin werden Himbeeren auch bei Mandelentzündung verabreicht.

Die leicht säuerliche Himbeere enthält eine ganze Reihe von leicht verdaulichen Nährstoffen, von Vitamin C über Calcium, Kalium und Eisen bis hin zu Magnesium. Sie kräftigt Genesende und hilft bei Herzproblemen, Erschöpfung und Depressionen. Die adstringente Eigenschaft der Himbeere wirkt lindernd bei Magenbeschwerden und Durchfall. Ein Aufguss der Blätter kräftigt und entspannt die Gebärmutter und kann dadurch den Geburtsvorgang erleichtern.

HIMBEERBLÄTTERTEE

Gegen Menstruationsbeschwerden und zur Erleichterung der Geburt

60 g frische junge oder 25 g getrocknete Himbeerblätter
500 ml kochendes Wasser

Die Blätter in eine Tasse geben und mit kochendem Wasser übergießen. Zugedeckt 15 Minuten ziehen lassen, dann abseihen. Bis zu 5 Tassen am Tag trinken. Achtung: Erst ab der 32. Schwangerschaftswoche verabreichen.

HIMBEEREN/ERDBEEREN

Erdbeeren

Sie unterstützen die Funktion der Leber und der Gallenblase und werden bei Gicht, Arthritis und Nierensteinen angewandt.

Erdbeeren enthalten einen extrem hohen Anteil an Antioxidantien sowie Ellagsäure, die der Bildung von Krebszellen vorbeugen soll. Sie sind ein guter Vitamin C-Lieferant und daher gut gegen Entzündungen und Herzbeschwerden. Ihr hoher Eisengehalt schützt vor Blutarmut und Müdigkeit. Erdbeeren wirken zudem leicht abführend, antibakteriell und unterstützen die Darmflora. Sie sollen sogar die Auflösung von Zahnstein begünstigen.

> Die Römer kurierten mit Erdbeeren ziemlich alles, von Zahnausfall bis Gastritis.

EIGENSCHAFTEN
- adstringierend
- harntreibend
- nervenberuhigend

VERWENDUNG
- Beeren und Blätter

ERDBEER-HONIG-GURGELWASSER

Gegen Halsschmerzen

30 g frische Erdbeeren
30 g Erdbeerblätter
750 ml Wasser
Honig nach Geschmack

Beeren, Blätter und Wasser in einem Stahltopf aufkochen und 15 Minuten ziehen lassen, bis die Flüssigkeit etwas eingedampft ist. Mit Honig abschmecken, in einen verschließbaren Glasbehälter abseihen und im Kühlschrank aufbewahren. Alle 30 Minuten mit 150 ml der Flüssigkeit gurgeln.

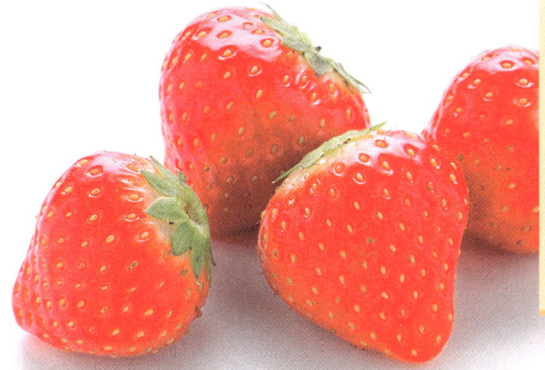

008 OBST

Grapefruit

Die 1837 erstmals botanisch katalogisierte Grapefruit hat wie alle Zitrusfrüchte einen hohen Gehalt an Vitamin C und Kalium.

EIGENSCHAFTEN
- immunsystemstärkend
- cholesterinsenkend
- verdauungsfördernd

VERWENDUNG
- ganze Frucht, geschält

Der immunstärkende Vitamin-C-Gehalt schützt vor Erkältungen, fördert die Wundheilung und hemmt das Entstehen von Blutergüssen. Die Grapefruit enthält viel Pektin und wirkt daher cholesterinsenkend und hilft bei Kreislauf- und Verdauungsstörungen. Die rosa Färbung wird durch das Antioxidans Lycopin hervorgerufen, das vor Herzbeschwerden und Krebs schützt. Die Grapefruit beugt außerdem Pilzinfektionen vor.

> Die rosafarbene Blut-Grapefruit hat einen wesentlich höheren Lycopingehalt.

IN HONIG MARINIERTE GRAPEFRUIT

4 Blut-Grapefruit
2 EL Honig
1 EL frische Minze, gehackt

Den Saft 1 Grapefruit auspressen, 1 TL Schale abreiben. Den Honig in einem Topf erwärmen, Saft und Zeste zugeben, gut rühren. Die restlichen Früchte schälen und filetieren. Auf einem Teller anrichten und mit der Marinade übergießen, zugedeckt 15 Minuten stehen lassen. Mit Minze bestreut servieren.

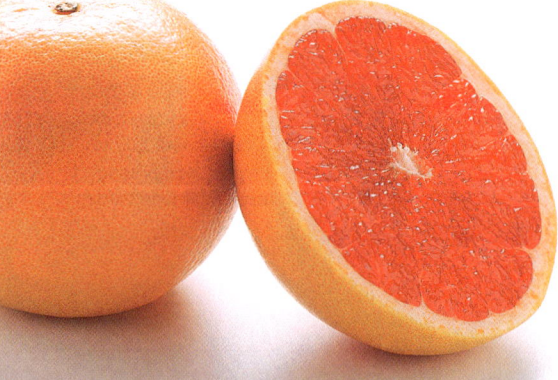

Apfel

Schon seit Jahrhunderten gilt der Apfel als sehr gesund. In England sagt man nicht umsonst: „An apple a day keeps the doctor away." (Ein Apfel pro Tag erspart den Arzt.)

Äpfel regen Nieren und Leber an und wirken dadurch entgiftend. Sie haben einen hohen Gehalt an Pektin, das Gifte und Cholesterin bindet und dadurch unschädlich macht, sowie Apfelsäure, die Nebenprodukte der Säurebildung neutralisiert. Äpfel sind sowohl gegen Durchfall als auch Verstopfung gut, sie regulieren den Blutzuckerspiegel und sind so auch bei Diabetes hilfreich. Der antiseptische Wirkstoff Quercetin wirkt gegen Herzbeschwerden, Arthritis und Allergien.

EIGENSCHAFTEN
- entgiftend
- blutzuckersenkend
- entzündungshemmend

VERWENDUNG
- ganze Frucht

> Die griechische Sage berichtet von den goldenen Äpfeln in den Gärten der Hesperiden.

ALTES APFEL-SÜSSHOLZ-HAUSMITTEL
Gegen Magen-, Nieren- und Lungenbeschwerden

2–3 kg Äpfel, ungeschält, in dünnen Scheiben
1 l Wasser
2 kleine Stücke Süßholz

Äpfel, Wasser und Süßholz zusammen aufkochen, dann 15 Minuten köcheln lassen. Abseihen und die Flüssigkeit über den Tag verteilt trinken.

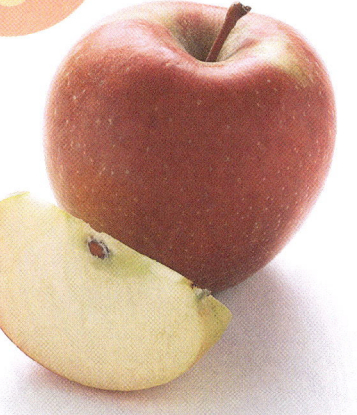

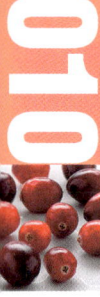

Cranberrys

Aufgrund ihrer antibakteriellen Eigenschaften sind Cranberrys inzwischen beliebt als Vorbeugung gegen Blaseninfektionen und Nierensteine.

Die aus Nordamerika stammende Moosbeere, meist Cranberry genannt, ist eine wertvolle Vitamin-C-Quelle. Die Indianer verwendeten sie zur Skorbut-Prophylaxe. Die natürliche Säure der Beeren unterstützt die Harnsäurebildung und bekämpft das Bakterienwachstum, wodurch Blasenentzündungen vorgebeugt wird. Cranberrys sind ebenfalls reich an Antioxidantien und schützen unter anderem vor Erkältungen und sogar vor manchen Krebsarten.

EIGENSCHAFTEN
- stärken das Urogenitalsystem
- antiseptisch

VERWENDUNG
- Beeren

CRANBERRY-ORANGEN-RELISH

300 g Cranberrys, frisch oder tiefgefroren
1 mittelgroße Orange, ungeschält, entkernt, filetiert
1 Apfel, ungeschält, entkernt, in Achtel geschnitten
75 g Zucker
1 TL Ingwer, gerieben

Das Obst im Mixer pürieren, Zucker und Ingwer zugeben. Die Mischung in ein Glasgefäß geben, Deckel schließen und vor Gebrauch mindestens 4 Stunden in den Kühlschrank stellen.

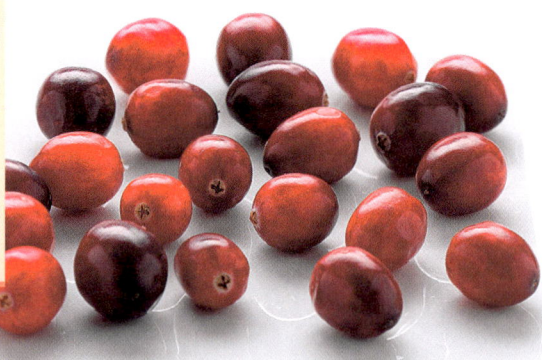

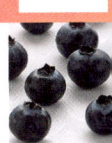

Heidelbeeren

Heidelbeeren sind ein altbewährtes Heil- und Hausmittel und unterstützen die Darmflora, indem sie das Wachstum schädlicher Bakterien hemmen.

Heidelbeeren unterbinden die Verbreitung schädlicher Bakterien, besonders von *Escherichia coli,* und werden daher gegen Infektionen der Harnwege sowie gegen Durchfall angewendet. Die in der Fruchtschale enthaltenen Gerbstoffe wirken antibakteriell. Heidelbeeren unterstützen den Kapillarkreislauf und haben einen hohen Anteil an Antioxidantien, die als Schutz gegen Herzbeschwerden, Schlaganfall, Krebs und Parodontose gelten und die Sehkraft stärken. Sie wirken auch gegen Husten und Erkältungen.

EIGENSCHAFTEN
- gegen Durchfall
- antiseptisch
- verdauungsfördernd

VERWENDUNG
- Beeren und Blätter

Nach dem Verzehr von Heidelbeermarmelade soll sich die Nachtsicht von Piloten verbessert haben.

HEIDELBEERTEE
Gegen Husten

**2 EL Heidelbeerblätter, gehackt
250 ml Wasser, frisch gebrüht
Honig nach Geschmack**

Die Blätter in eine Tasse geben, mit kochend heißem Wasser übergießen und 5 Minuten ziehen lassen. Abseihen und nach Belieben mit Honig süßen. Alle 4 Stunden 1 Tasse trinken.

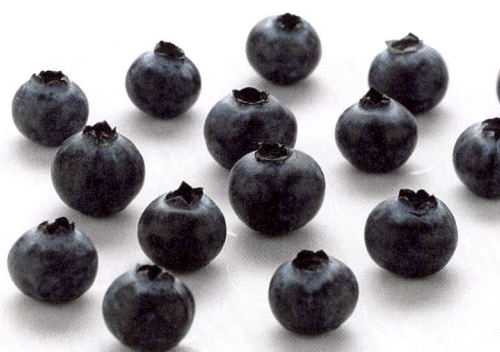

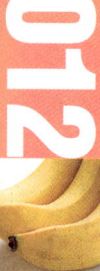

EIGENSCHAFTEN
- nahrhaft
- energiespendend
- beruhigend

VERWENDUNG
- ganze Frucht und Schale

BANANENSCHALEN-PACKUNG

Gegen Hühneraugen und Schwielen

**Schale von 2 unreifen Bananen
Stoffstreifen**

Die Bananenschale mit der Außenseite auf die befallene Stelle legen und mit dem Stoffstreifen befestigen. Über Nacht einwirken lassen, Schale wegwerfen und in der folgenden Nacht wiederholen. Die aufgeweichte Haut mit einem Bimsstein abreiben. So oft wie nötig wiederholen.

Banane

Bananen sind sehr nahrhaft und enthalten reichlich Kalium, weshalb sie seit jeher als natürliche Kraftspender beliebt sind.

Aufgrund ihres Kaliumgehalts sind Bananen die ideale Kraftnahrung. Sie senken den Blutdruck und schützen vor Herzkrankheiten, indem sie den Flüssigkeitshaushalt regulieren und Arterienverkalkung vorbeugen. Sie sind außerdem reich an Ballaststoffen und sorgen für eine Normalisierung der Darmflora nach Durchfall oder Verstopfung. Ihre säurebindende Wirkung hilft bei Sodbrennen und Magengeschwüren. Die Schale weicht Schwielen und Hühneraugen auf.

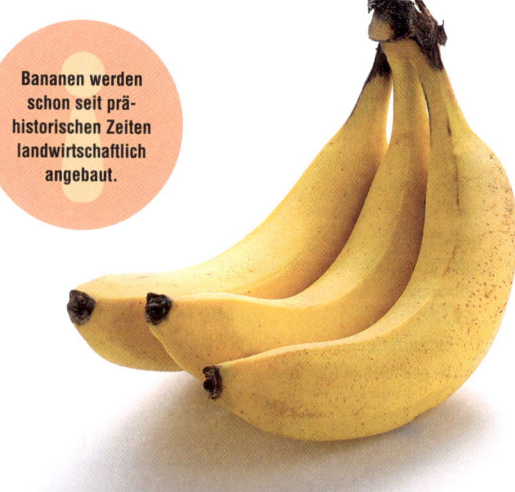

Bananen werden schon seit prähistorischen Zeiten landwirtschaftlich angebaut.

Papaya

Die Papaya mit ihrem orangegelben Fruchtfleisch und dem hohen Gehalt an Carotinoiden wurde schon bei den Maya als Medizin verwendet.

Bereits eine halbe Frucht enthält stolze 38 Milligramm Carotinoide. Papayas wirken daher vorbeugend gegen Krebs und Herz-Kreislauf-Beschwerden und lindern Hautreizungen. Sie enthalten große Mengen des eiweißspaltenden Enzyms Papain, das den Enzymen in der Darmflora ähnelt und daher verdauungsfördernd wirkt. Die leicht harntreibende Wirkung der Frucht eignet sich besonders zur Behandlung von Harnwegserkrankungen und Verdauungsstörungen.

EIGENSCHAFTEN
- stärkend
- verdauungsfördernd
- harntreibend

VERWENDUNG
- ganze Frucht

PAPAYA-MINZE-SALSA

- 1 unreife Papaya, geschält und entkernt
- 3 kleine Karotten, geschält
- 4 Frühlingszwiebeln
- 1 Zitrone
- 2 Limetten
- 4 Tropfen grüne Tabascosauce
- 2 TL Pflanzenöl
- 1 TL Salz
- 1 Prise schwarzer Pfeffer
- 15 g frisch gehackte Minze

Papaya, Karotten und Frühlingszwiebeln fein hacken und gut mischen. Die Zitrone und 1 Limette mit einem scharfen Messer sauber schälen, filetieren und in kleine Stücke schneiden. Den ausgepressten Saft der zweiten Limette, Tabasco, Öl, Salz, Pfeffer und Minze hinzugeben und alles gut mischen.

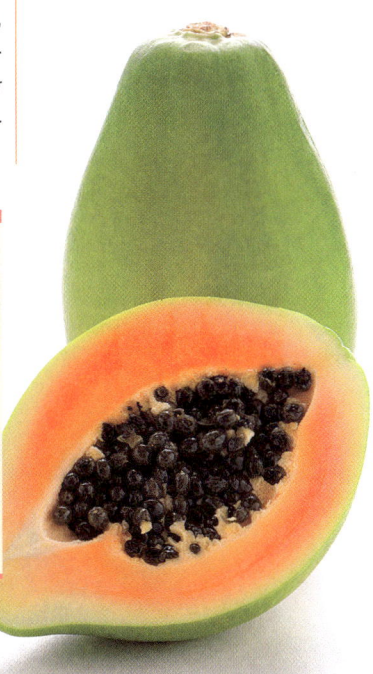

GEMÜSE

Spinat

Wer den Seemann Popeye kennt, weiß, dass Spinat gesund und ein guter Eisenlieferant unter den Gemüsesorten ist.

> Spinat sollte man roh verzehren, denn durch langes Kochen werden die Carotinoide zerstört.

Das enthaltene Eisen macht den Spinat zu einem wirksamen Mittel gegen Blutarmut. Er ist außerdem reich an Chlorophyll, das bei Erschöpfungszuständen aufbauend wirkt und sogar Krebs vorbeugen soll. Spinat wirkt zudem antiseptisch und harntreibend und hilft ebenso bei Verstopfung und Nachtblindheit. Er ist reich an B-Vitaminen und wirkt nervenberuhigend. Äußerlich angewendet, erweicht er verhärtetes Gewebe.

EIGENSCHAFTEN
- eisenhaltig
- chlorophyllhaltig

VERWENDUNG
- Blätter

SPINAT-PACKUNG
Gegen Schwielen und Hackensporne

**40 g Spinatblätter, zerdrückt
Gazebinde**

Die zerdrückten Blätter in die Gazebinde einschlagen und über der befallenen Stelle befestigen. 20 Minuten einwirken lassen, dann entsorgen. So oft wie nötig wiederholen, bis das befallene Gewebe aufgeweicht ist oder abgeschwollen ist.

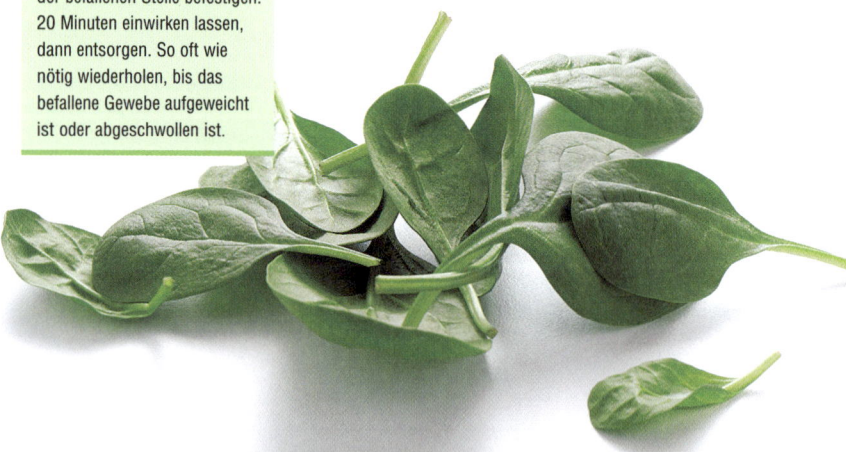

SPINAT/BLUMENKOHL 25

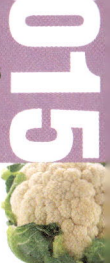

Blumenkohl

Wie alle anderen Kreuzblütengewächse ist er reich an Nährstoffen und hilft gegen eine ganze Reihe von Beschwerden.

Blumenkohl aus der Familie der *Brassicaceae* ist reich an pflanzlichen Nährstoffen, die gegen Krebs vorbeugen sollen. Sulforaphane beschleunigen die Bildung von entgiftenden Enzymen, während Indol-3-Carbinol die Bildung von schädlichen Östrogenen hemmt, die Krebsgeschwüre besonders in Brust und Prostata verursachen. Blumenkohl ist außerdem reich an Vitamin C und Folsäure, die das Immunsystem stärken.

EIGENSCHAFTEN
- krebsvorbeugend
- immunsystemstärkend

VERWENDUNG
- Kopf

BLUMENKOHL AUF MEDITERRANE ART

1 mittelgroßer Blumenkohl
60 ml Wasser
5 schwarze Oliven, entsteint und gehackt
1 EL Petersilie, frisch gehackt
1 TL Rotweinessig
1 Prise rote Pfefferflocken

Blumenkohl und Wasser in einen Topf geben, Deckel auflegen und zum Kochen bringen. 4–5 Minuten kochen, bis der Blumenkopf beginnt, weich zu werden. Oliven, Essig und Gewürze zugeben und noch 1 Minute weiterkochen, bis der Blumenkohl gar ist.

Gichtleidende sollten Blumenkohl meiden, da er harnsäurebildende Purine enthält.

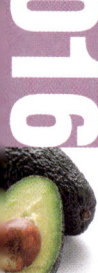

Avocado

Die Avocado ist äußerst gesund und kann auf eine lange Geschichte als Hausmittel zurückblicken.

Die Avocadofrucht, eigentlich eine Beere, ist reich an einfach ungesättigten Fettsäuren und Ballaststoffen und reguliert den Cholesterinspiegel, verbessert das Herz-Kreislauf-System und ist außerdem gut für die Haut. Folate verhindern Geburtsfehler, Kalium hilft bei Erschöpfungszuständen, Depressionen, Herzbeschwerden und Schlaganfällen. Avocados sind ausgesprochen reich an Antioxidantien, und ihr Fruchtfleisch soll eine Bakterien und Pilze abtötende Substanz enthalten. Sie regulieren die Leberfunktionen und beruhigen das Nervensystem.

EIGENSCHAFTEN
- reich an einfach ungesättigten Fettsäuren
- cholesterinsenkend
- reich an Folat
- nervenberuhigend

VERWENDUNG
- Avocadofleisch

Das älteste Zeugnis für die Verwendung von Avocados stammt aus dem Peru des 8. Jahrhunderts.

GUACAMOLE

3 mittelgroße, reife Avocados
1 Tomate, fein gehackt
½ kleine Zwiebel, fein gehackt
1 Knoblauchzehe, fein gehackt, mit ½ TL Salz zerdrückt
1 kleine Chili, entkernt und fein gehackt (nach Belieben)
1½ EL Zitronensaft

2 EL Koriander, fein gehackt
schwarzer Pfeffer

Avocados halbieren und das Fleisch mithilfe eines Löffels aus der Schale lösen. Mit den restlichen Zutaten glatt rühren. Mit schwarzem Pfeffer abschmecken.

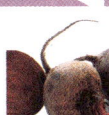

Rote Bete

Aufgrund ihrer blutreinigenden und kräftigenden Wirkung hat die Rote Bete als Hausmittel eine sehr lange Tradition.

Durch ihre reinigenden Eigenschaften kräftigt die Rote Bete den Verdauungsapparat. Sie ist außerdem reich an leicht absorbierbarem Eisen und hilft gegen Blutarmut, Herzbeschwerden, Verstopfung und Leberkrankeiten sowie Unruhe und Angstzustände. Sie verbessert die Sauerstoffaufnahmefähigkeit der Zellen und ist durch ihre antikarzinogenen Wirkstoffe ein wirksames Mittel zur Vorbeugung gegen Krebs.

EIGENSCHAFTEN
- reinigend
- blutbildend
- nervenberuhigend

VERWENDUNG
- ganze Knolle

KALTE ROTE-BETE-SUPPE

900 g Rote Bete, gekocht
2 EL Rotweinessig
1 TL hellbrauner Zucker
4 EL Crème fraîche
75 g Salatgurke, gewürfelt
1 EL frischer Dill, gehackt

Die Rote Bete schälen, würfeln und im Mixer zerkleinern. Essig und Zucker zugeben und 1–2 Minuten in den Mixer geben. Die Suppe hält sich 12 Stunden im Kühlschrank. Mit einem Klecks Crème fraîche, etwas gehackter Gurke und Dill servieren.

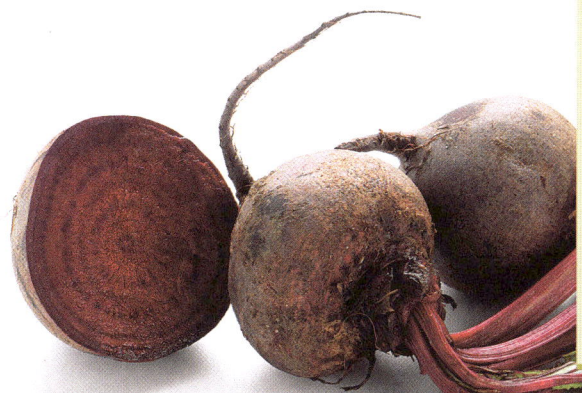

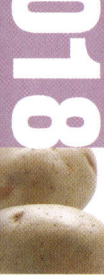

GEMÜSE

Kartoffel

Die vielseitige Kartoffel gehört zu den weltweit beliebtesten Grundnahrungsmitteln und wird seit langem in der Naturmedizin verwendet.

Kartoffeln sind ein wichtiger Lieferant von komplexen Kohlenhydraten, die den Blutzuckerspiegel regulieren und Energie liefern. Ihr hoher Vitamin-C-Gehalt stärkt die Immunabwehr. Kartoffeln enthalten außerdem das blutdrucksenkende Kalium. Sie sind ballaststoffreich und daher bestens für die Verdauung geeignet. Die Pelle enthält Chlorogensäure, die krebsvorbeugend wirkt.

EIGENSCHAFTEN
- krebsvorbeugend
- ballaststoffreich

VERWENDUNG
- ganze Knolle

Da Kartoffeln zur Familie der Nachtschattengewächse gehören, kultivierte man sie anfangs eher als Zier- denn als Nutzpflanze.

KARTOFFELSAFT
Für eine gesunde Verdauung

250 g Kartoffeln
Zitronensaft zum Abschmecken

Kartoffeln waschen, schälen und würfeln, in den Entsafter geben. Mit Zitronensaft abschmecken. Vor jeder Mahlzeit 2 Esslöffel Flüssigkeit einnehmen, jedoch nicht länger als über einen Zeitraum von 24 Stunden.

KARTOFFEL/KÜRBIS 29

Kürbis

Funde aus mexikanischen Höhlen beweisen, dass der Kürbis schon seit mindestens 7000 Jahren als Nahrungsmittel bekannt ist.

Winterkürbisse wie Butternut Squash sind reich an Antioxidantien wie Betacarotin und Vitamin C, die altersbedingte Beschwerden lindern und Krebs vorbeugen sollen. Durch den hohen Gehalt an Kalium, Magnesium und Ballaststoffen wirkt der Kürbis cholesterin- und blutdrucksenkend und beugt Herzinfarkten und Schlaganfällen vor.

EIGENSCHAFTEN
- reich an Betacarotin
- reich an Vitamin C
- cholesterinsenkend

VERWENDUNG
- Kürbisfleisch

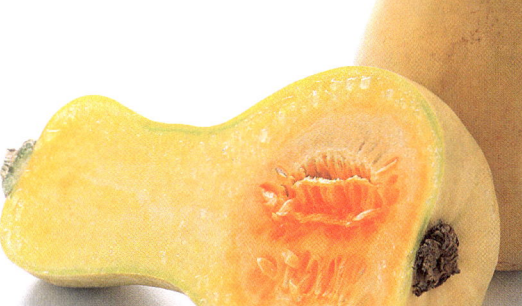

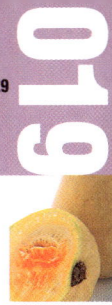

BUTTERNUSSKÜRBIS-SOUFFLÉ

800 g Butternusskürbis, geschält und gewürfelt
250 ml Wasser
½ TL Salz
70 g Butter, zerlassen
175 g brauner Zucker
½ TL Zimt
250 ml Kondensmilch
50 g Marshmallows

Den Ofen auf 180 °C vorheizen. Kürbis mit Wasser und Salz 15 Minuten ziehen lassen, abseihen und zu Brei zerstampfen. Die restlichen Zutaten zugeben, in eine gefettete Souffléform geben und 30 Minuten backen.

Stangensellerie

EIGENSCHAFTEN
- nierenstärkend
- nervenstärkend
- nervenberuhigend

VERWENDUNG
ganze Pflanze

Der mit der Petersilie verwandte Stangensellerie stammt aus dem Italien des 16. Jahrhunderts und ist für seine entgiftende Wirkung bekannt.

Sellerie reinigt den Körper, indem Gifte durch den Urin ausgeschwemmt werden. Bei Rheuma und Gicht schwemmen die antiseptischen Wirkstoffe die angesammelte Harnsäure aus den Gelenken. Sellerie verhindert Entzündungen der Harnwege, wirkt blutdrucksenkend und hilft bei der Krebsprophylaxe. Selleriesamen wirken stärker als andere Teile der Pflanze.

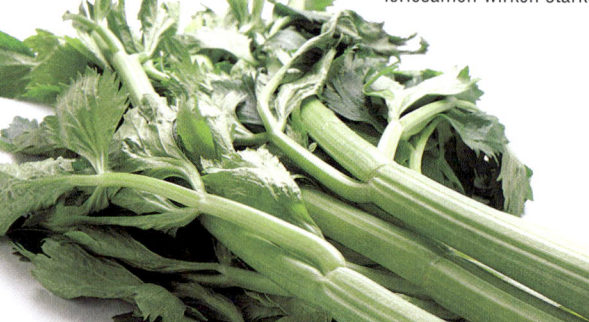

SELLERIESAMEN-TEE
Bei Rheuma und Harnwegsproblemen

1 gehäufter TL Selleriesamen
500 ml Wasser

Samen und Wasser in einen Topf geben und aufkochen. Vom Herd nehmen und 10 Minuten ziehen lassen, abseihen. Je nach Schwere der Symptome bis zu dreimal täglich eine Tasse trinken.

STANGENSELLERIE/SPARGEL 31

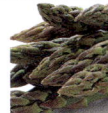

Spargel

In der Volksmedizin gilt Spargel nicht nur als Heilmittel, sondern auch als wirkungsvolles Aphrodisiakum.

Die Aminosäure Asparagin regt Nieren, Blase und Leber an und wirkt dadurch harntreibend. Antiseptische Wirkstoffe helfen bei Rheuma, und der hohe Gehalt an Ballaststoffen hemmt das Wachstum schädlicher Bakterien im Verdauungstrakt, wodurch Krankheiten wie dem Reizdarmsyndrom vorgebeugt wird. Spargel ist auch ein ausgezeichneter Lieferant von Folsäure, die beim Neugeborenen Geburtsdefekte verhindern kann. Er enthält zudem Antioxidantien, die Krebs und Herz-Kreislauf-Erkrankungen vorbeugen.

EIGENSCHAFTEN
- harntreibend
- anregend

VERWENDUNG
Pflanzentriebe

Abbildungen von Spargel finden sich bereits auf 4000 Jahre alten ägyptischen Grabmalereien.

SPARGEL-TINKTUR
Gegen Entzündungen

10 Stangen junger Spargel
500 ml Wodka

Spargel grob hacken und in ein Glasgefäß geben. Mit Wodka aufgießen und den Deckel fest verschließen. 10 Tage lang an einen dunklen Ort stellen, dann abseihen und den Spargel wegwerfen. Dreimal am Tag 8–10 Tropfen einnehmen.

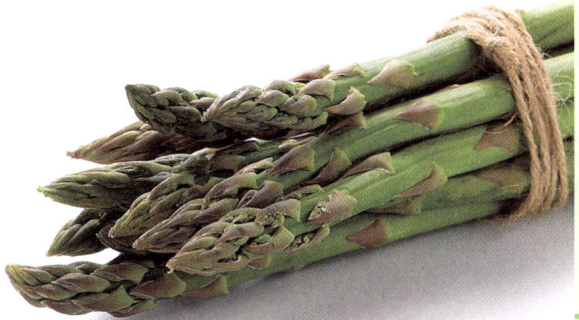

Artischocke

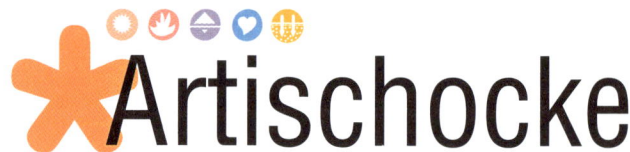

EIGENSCHAFTEN
- leberstärkend
- gallenstärkend

VERWENDUNG
- Blätter und Boden des Blütenstands

Die Artischocke wird vor allem wegen ihrer entgiftenden, Leber und Galle stärkenden Wirkung geschätzt und ist daher Bestandteil vieler traditioneller Arzneien.

Die aus dem Mittelmeerraum stammende Artischocke ist der Blütenstand einer Distelart. Die kräftigen, schuppenartig überlappenden Außenblätter sind an der Spitze ungenießbar, an der Basis jedoch zart und fleischig. Beim Einkauf sollten Sie darauf achten, dass die Blätter je nach Sorte hellgrün bis violett, die Köpfe geschlossen und die Blütenböden nicht verholzt sind. Der ungenießbare Blütenstand ist von hellen, noch unentwickelten Hüllblättern umgeben, nur der fleischige Boden, das „Herz", ist essbar. Alle Artischockenarten enthalten Vitamin C, einen hohen Anteil an B-Vitaminen, Ballaststoffe und zahlreiche Spurenelemente und sind daher von alters her als Naturheilmittel beliebt.

Das besonders in den Blättern enthaltene Cynarin stärkt die Leber und regt die Produktion von fettverdauender Gallenflüssigkeit an, was sich auf die Verdauung von üppigem Essen und großer Mengen Alkohol besonders günstig auswirkt. Die nebenstehend beschriebene Tinktur ist ein wirksames Mittel gegen einen Kater.

ARTISCHOCKEN-TINKTUR

**150 g getrocknete Artischockenblätter
300 ml klarer Schnaps, vorzugsweise Wodka
600 ml Wasser**

Die Blätter der Artischocke abzupfen und separat trocknen, dann so fein wie möglich zerreiben. Das Pulver in ein Glasgefäß geben und erst mit Wodka, dann mit Wasser aufgießen. Deckel fest schließen und an einem dunklen Ort 2 Wochen stehen lassen, täglich schütteln. Durch ein Gazetuch in eine dunkle Glasflasche abseihen. Dreimal täglich 5–30 Tropfen einnehmen.

Ihre entgiftenden Eigenschaften machen die Artischocke zu einem ausgezeichneten Heilmittel bei Gicht, Arthritis und Rheuma; sie dient aber auch zur Senkung des Cholesterin- und des Blutzuckerspiegels. Artischockenherzen unterstützen, zu Beginn einer Mahlzeit gegessen, die Verdauung.

Artischocken sollten gründlich gewaschen werden, da sich zwischen den Blättern gern Sand absetzt.

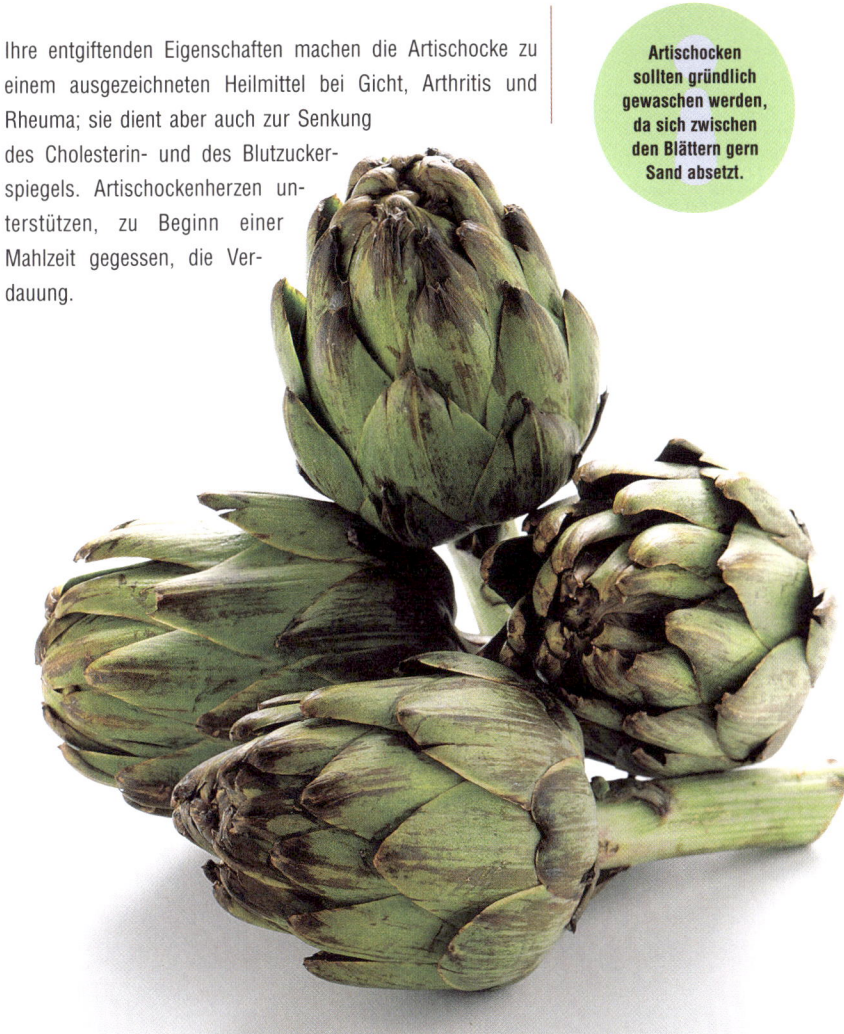

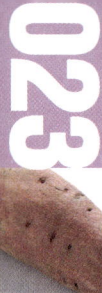

Süßkartoffel

EIGENSCHAFTEN
- immunsystemstärkend
- krebsvorbeugend
- komplexe Kohlehydrate
- ballaststoffreich

VERWENDUNG
- ganze Knolle

Die Süßkartoffel wurde angeblich von Kolumbus entdeckt. Ihr nahrhaftes, orangefarbenes Fruchtfleisch enthält viel Betacarotin.

Der hohe Gehalt an Betacarotin und Vitamin C stärkt das Immunsystem und schützt vor Herz-Kreislauf-Beschwerden. Diese beiden Antioxidantien wirken ebenfalls gegen altersbedingte Krankheiten, insbesondere gegen das Nachlassen der Sehkraft. Betacarotin kann das Krebsrisiko senken, besonders bei Krebserkrankungen der Gebärmutterschleimhaut, und Vitamin C hilft bei Problemen mit dem Atemtrakt. Süßkartoffeln stabilisieren durch ihren hohen Gehalt an Ballaststoffen und komplexen Kohlehydraten den Blutzuckerspiegel.

SÜSSKARTOFFELKÜCHLEIN

200 g Süßkartoffeln, gekocht, geschält
100 g Buchweizenmehl
100 g Margarine
1 Apfel, gerieben
1 TL Ingwer, gehackt

Den Backofen auf 200 °C vorheizen. Zutaten mischen und zu 4–8 Kugeln formen. Die Kugeln auf ein gefettetes Backblech setzen und leicht flach drücken. 30 Minuten backen und heiß servieren.

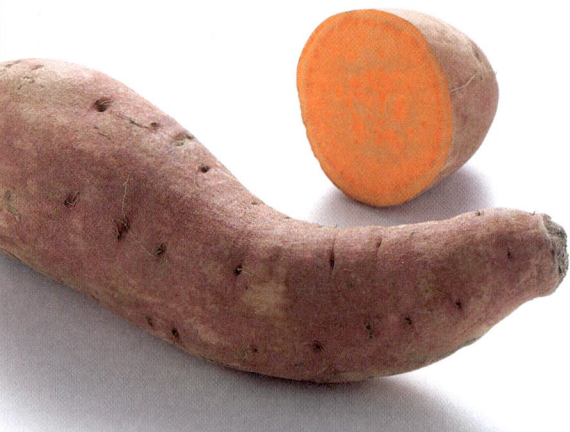

Karotte

Die Karotte wird seit Jahrhunderten wegen ihrer blut- und leberreinigenden Wirkung und der Stärkung der Sehkraft geschätzt.

Karotten haben einen hohen Anteil an Betacarotin, das sich nicht nur günstig auf die Sehkraft, sondern auch auf das Verdauungssystem auswirkt und Krebs vorbeugt. Die Antioxidantien Vitamin A, C und E helfen bei der Bekämpfung von Herz-Kreislauf-Beschwerden. Ihre blutbildende Wirkung nützt bei Leberproblemen, vor allem Gelbsucht, sowie bei Ekzemen. Ihr Chromgehalt stabilisiert den Blutzuckerspiegel.

EIGENSCHAFTEN
- sehkraftstärkend
- leberstärkend
- blutbildend
- krebsvorbeugend

VERWENDUNG
- Wurzel

„Die Mohrrübe reizt zum Beischlaf", schrieb der griechische Arzt Dioskurides im 1. Jh. n. Chr.

ENERGIESPENDENDER KAROTTENTRUNK

3 Karotten, ungeschält
2 Äpfel, ungeschält
1 kleine Rote Bete, ungeschält

Das Gemüse waschen, grob hacken und in den Entsafter geben. Den Saft sofort trinken.

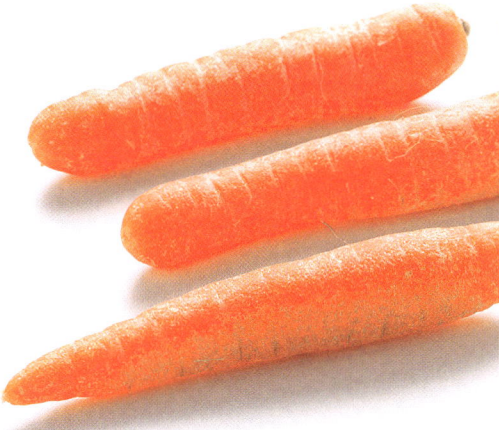

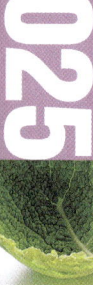

EIGENSCHAFTEN
- krebsvorbeugend
- antioxidant
- entzündungshemmend

VERWENDUNG
- Blätter

KOHL-PACKUNG
Bei Entzündungen (Arthritis, Mastitis)

**5 innere Weißkohlblätter, roh
3 EL heißer Kamillentee
weiches Baumwolltuch**

Die Kohlblätter fein hacken und sehr gründlich mit dem Kamillentee mischen. In das Tuch einschlagen und auf die entzündete Stelle legen, 5 Minuten einwirken lassen. Nach Bedarf wiederholen.

Kohl

Der mineralstoffreiche Kohl beugt Krebserkrankungen vor und war schon in griechischer und römischer Zeit als wirksame Arznei bekannt.

Kohl enthält viele Antioxidantien wie Vitamin C und Betacarotin, die das Immunsystem stärken, den Blutdruck senken und Herzerkrankungen bekämpfen. Er enthält ebenfalls Folat, das beim Neugeborenen Geburtsfehler verhindern soll. Kohl enthält daneben die Wirkstoffe Indol-3-Carbinol, das schädliches Östrogen bindet und daher Brustkrebs vorbeugt, sowie Sulforaphan, das die Bildung von tumorbekämpfenden Enzymen begünstigt und bei der Prävention von Darm- und Prostatakrebs angewendet wird.

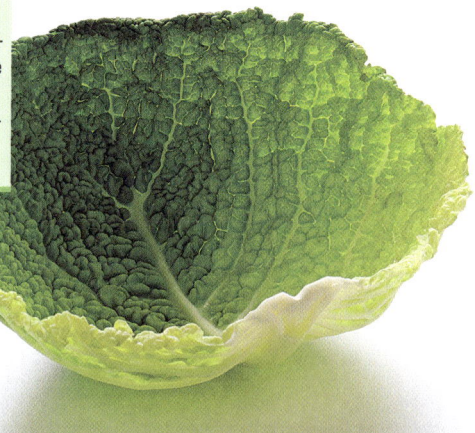

Brokkoli

Brokkoli gehört wie der Kohl zur Familie der Kreuzblütengewächse und soll, ebenso wie dieser, krebsvorbeugende Wirkung besitzen.

Brokkoli enthält Indole, Carotinoide sowie die Vitamin A-Vorstufe Betacarotin, die allesamt in der Krebsprophylaxe eine Rolle spielen. Der hohe Gehalt an Antioxidantien, darunter Vitamin C, stärkt das Immunsystem und beugt Herzkrankheiten sowie Osteoporose vor. Brokkoli ist sehr eisenhaltig und daher wirksam gegen Blutarmut. Er ist außerdem eine hervorragende Ballaststoffquelle.

EIGENSCHAFTEN
- krebsvorbeugend
- immunsystemstärkend

VERWENDUNG
- Sprossenkopf

WARMER BROKKOLI-SESAM-SALAT

1 Brokkoli, in Röschen
2 EL Olivenöl
60 ml Sojasauce
60 ml Weißweinessig
2 EL Sesamöl
4 EL Sesam, geröstet

Den Backofen auf 200 ºC vorheizen. Brokkoli 1 Minute blanchieren, abgießen und auf einem Backblech verteilen. Mit dem Olivenöl überziehen und 10 Minuten im Ofen backen. Die restlichen Zutaten zu einer Vinaigrette anrühren und den Brokkoli damit übergießen. Mit geröstetem Sesam bestreut servieren.

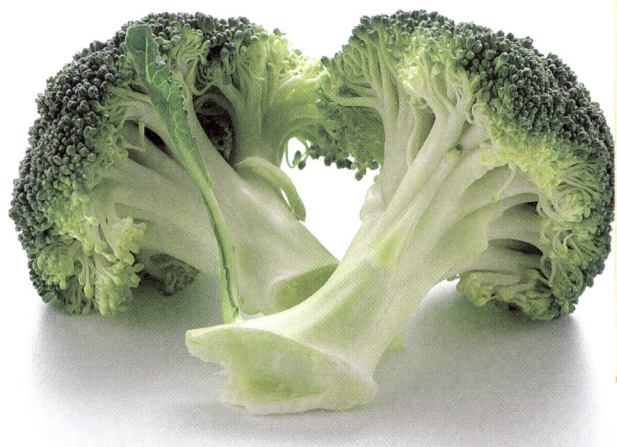

Pilze
(Shiitake und Maitake)

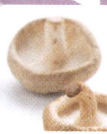

EIGENSCHAFTEN
- immunsystemstärkend
- krebsvorbeugend
- beruhigend

VERWENDUNG
- ganzer Pilz

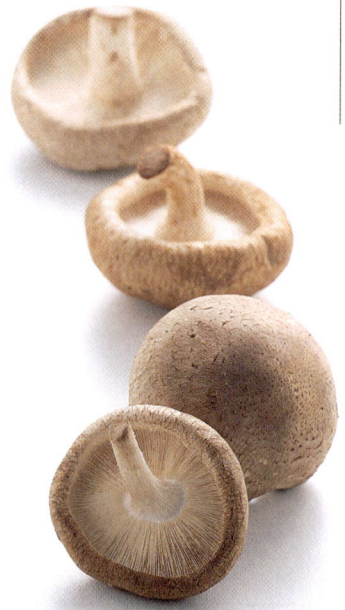

Pilze enthalten immunstärkende Wirkstoffe und regeln den Cholesterinspiegel. Der Maitake-Pilz soll sogar Krebs und Aids vorbeugen.

Besonders die Wirkstoffe des Shiitake-Pilzes stärken erwiesenermaßen das Immunsystem. Maitake-Pilze enthalten Beta-Glucan, das HIV-Zellen daran hindert, weiße Blutkörperchen zu vernichten, wodurch sie möglicherweise sogar Aids vorbeugen. Beta-Glucan hilft auch beim Abbau von Krebsgeschwüren. Shiitake-Pilze enthalten darüber hinaus das cholesterinsenkende Eritadenin. Alle Pilzarten sind reich an Vitamin B.

GEFÜLLTE PILZE

- 4 große Pilze
- 4 EL Olivenöl
- 4 Frühlingszwiebeln, gehackt
- 1 rote Paprika, entkernt, fein gehackt
- 2 kleine Zucchini, gehackt
- 8 grüne Oliven, entkernt, gehackt
- 2 EL Haferflocken
- 1 EL Basilikum, fein gehackt
- 1 EL Sojasauce

Den Backofen auf 180 °C vorheizen. Die Pilzstiele entfernen. Öl in der Pfanne erhitzen und Zwiebeln, Paprika, Zucchini, Oliven und Haferflocken darin 3 Minuten dünsten. Basilikum und Sojasauce zugeben. Die Pilze auf ein Backblech legen und die Füllung darübergeben. 15–20 Minuten backen und auf Salat servieren.

Tomate

Die saftige Frucht, die schon von den Azteken kultiviert wurde, ist Bestandteil zahlreicher Gerichte und inzwischen auch für ihre krebsvorbeugenden Eigenschaften bekannt.

Tomaten enthalten die Antioxidantien Vitamin C und E sowie Betacarotin. Sie spielen eine Rolle bei der Prävention einer ganzen Reihe von Beschwerden, von grauem Star über Herz-Kreislauf-Beschwerden bis hin zu Krebs. Der Wirkstoff Lycopin, der den Tomaten die rote Farbe gibt, steigert die Energie und kann auch das Risiko von Lungen-, Prostata-, Brust- und Gebärmutterkrebs senken.

EIGENSCHAFTEN
- immunsystemstärkend
- krebsvorbeugend

VERWENDUNG
- ganze Frucht

> Rote, reife Tomaten enthalten bis zu viermal so viel Betacarotin wie unreife Früchte.

TOMATEN-PESTO

- 24 sonnengetrocknete Tomaten, in Öl
- 75 g Macadamianüsse, gehackt
- 150 g frische Basilikumblätter
- 3 Knoblauchzehen, zerdrückt
- ½ EL Tomatenmark
- 20 ml Balsamicoessig
- 3 EL Zitronensaft
- 250 ml Tomatensaft
- 4 EL Olivenöl
- Salz und Pfeffer

Alle Zutaten im Mixer zu einer feinen Paste verarbeiten, mit Salz und Pfeffer abschmecken. Das Pesto hält sich bis zu 5 Tagen im Kühlschrank.

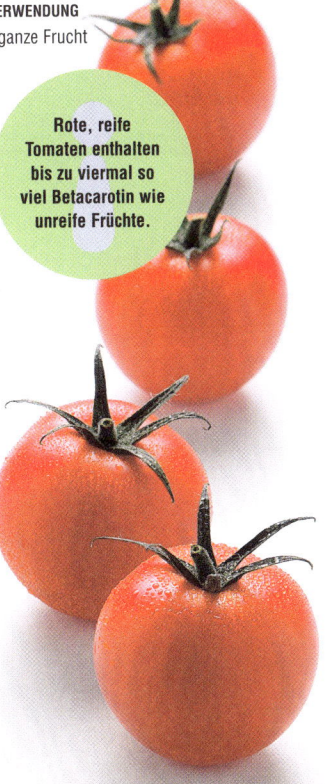

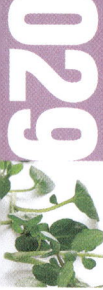

EIGENSCHAFTEN
- krebsvorbeugend
- schleimlösend
- harntreibend

VERWENDUNG
- Blätter und Stiele

Brunnenkresse

Das aromatische, pfeffrige Aroma der Brunnenkresse wirkt besonders im Frühling belebend.

Die wie der Kohl zur Familie der Kreuzblütengewächse *(Brassicaceae)* gehörende Brunnenkresse ist für ihre krebsvorbeugende Wirkung bekannt. Der Wirkstoff Phenethyl-Isothiocyanat (PEITC) ist besonders effektiv gegen Lungenkrebs und Raucherlunge. Brunnenkresse enthält Jod und wird daher bei Schilddrüsenunterfunktion empfohlen. Die harntreibenden und schleimlösenden Eigenschaften helfen bei Entzündungen, Magengeschwüren und Furunkeln.

BRUNNENKRESSE-SAHNE-SUPPE

2 Bund Brunnenkresse, gehackt
1 mittelgroße Zwiebel, fein gehackt
50 g Butter
25 g Mehl
500 ml Milch
450 ml Gemüsefond
6 El Sahne

Butter zerlassen und Kresse und Zwiebel darin 3 Minuten andünsten. Mehl einrühren und 1 Minute weiterdünsten. Nach und nach unter ständigem Rühren erst Milch, dann den Fond zugeben, aufkochen und zu einer cremigen Konsistenz reduzieren, dabei weiterrühren. Die Mischung im Mixer zu einer glatten Konsistenz verarbeiten, Sahne zugeben und nochmals erhitzen, jedoch nicht kochen. Sofort servieren.

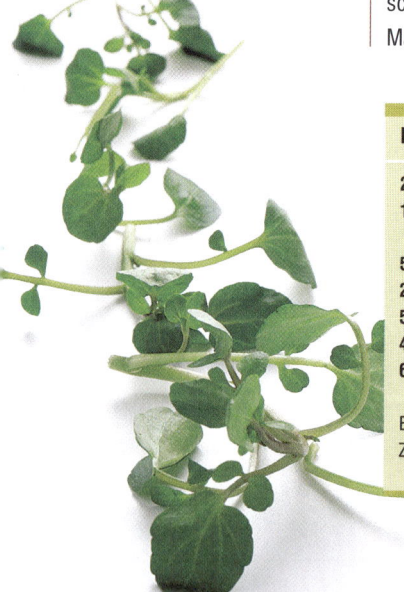

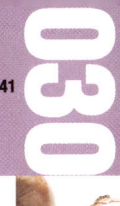

Zwiebel

Die gesundheitsfördernden Eigenschaften der Zwiebel haben sie zu einem unverzichtbaren Bestandteil der Volksmedizin gemacht.

Zwiebeln stärken das Herz-Kreislauf-System und enthalten viele cholesterinsenkende, blutverdünnende Wirkstoffe, die Arterienverkalkung vorbeugen. Sie sind reich an Quercetin, das die Bildung schädlicher Darmbakterien unterbindet und das Wachstum von Tumoren zum Stillstand bringen kann. Durch ihre entzündungshemmenden Schwefelverbindungen sind sie ein wirksames Mittel gegen Insektenstiche und sogar Asthma.

EIGENSCHAFTEN
- stärkend
- schleimlösend
- krebsvorbeugend
- antibiotisch

VERWENDUNG
- ganze Knolle, geschält

> **Im Mittelalter hängte man Zwiebelbündel an die Tür, um sich vor der Pest zu schützen.**

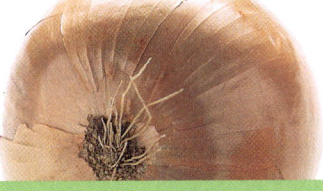

ZWIEBEL-KOMPRESSE *Bei Entzündungen, Kopf- und Ohrenschmerzen*

4 mittelgroße Ziebeln, fein gehackt
Gaze- oder Leinenbeutelchen

Die Zwiebeln kurz dämpfen, in das Beutelchen geben und sofort auf die befallene Stelle legen. Wenn die Kompresse abgekühlt ist, durch eine neue ersetzen. Bis zu viermal wiederholen oder bis die Symptome verschwunden sind.

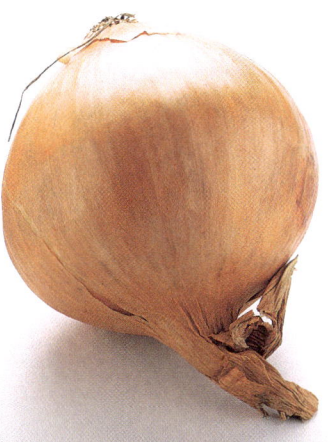

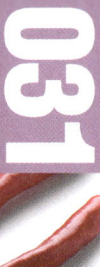

GEMÜSE/HÜLSENFRÜCHTE UND BOHNEN

Chili

Im Orient sagt man: „Wenn du eine Erkältung hast, kannst du in deinem Magen ein Feuer entfachen" – zum Beispiel mit Chili.

Chili ist ein scharfes, aromatisches Yang-Gewürz, das besonders bei Erkältungen und Atemnbeschwerden sehr effektiv ist. Es befreit die Stirnhöhlen und die Lungen und macht die Bronchien frei. Auch auf den Kreislauf und den Verdauungsapparat wirkt sich Chili sehr günstig aus und kann gegen eine breite Palette von Beschwerden – von Arthritis über Frostbeulen bis hin zu Koliken und Durchfall – angewandt werden.

EIGENSCHAFTEN
- anregend
- blähungstreibend
- antiseptisch
- schleimlösend
- abschwellend
- schmerzstillend

VERWENDUNG
- frische und getrocknete Schote

CHILI-PASTE
Bei Erkältungen und Bronchitis

3 kleine Thai-Chilischoten, getrocknet
2 Knoblauchzehen, halbiert
1 kleine Zwiebel, gehackt
30 g Zucker
50 ml Zitronensaft
50 ml Wasser
½ TL Salz

Alle Zutaten im Mixer pürieren. Die Paste in einen Topf geben und 10 Minuten unter gelegentlichem Rühren köcheln lassen. Ergibt 100 ml Paste.

Zu scharf? Nehmen Sie winzige Mengen – das hilft ebenso gut.

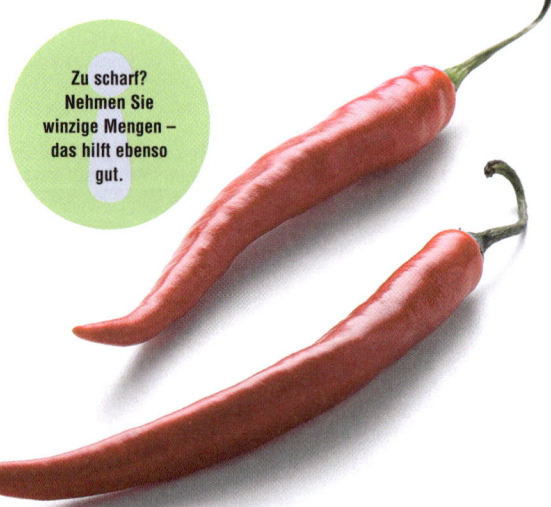

CHILI/LINSEN

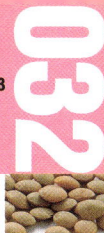

Linsen

Die nahrhaften und leicht verdaulichen Linsen sind allgemein beliebt und gehören in vielen Ländern seit langem zu den Grundnahrungsmitteln.

Ob rot, grün oder braun – Linsen sind ein ausgezeichneter Proteinlieferant. Sie enthalten viele B-Vitamine, besonders Vitamin B3 – ein Mangel daran führt zu Gedächtnisstörungen und Reizbarkeit. Linsen sind außerdem sehr eisenreich und werden daher besonders für schwangere und stillende Frauen sowie bei Blutarmut empfohlen. Ihr hoher Ballaststoffgehalt reguliert die Darmfunktion und den Kreislauf.

EIGENSCHAFTEN
- proteinreich
- nervenstärkend
- ballaststoffreich

VERWENDUNG
- ganze Linsen

LINSENBRATLINGE

175 g rote Linsen
1 EL Olivenöl
1 Zwiebel, fein gehackt
1–2 TL Currypulver
450 ml Gemüsefond
125 g Vollkorn-Semmelmehl

Die Zwiebel in dem Öl andünsten, das Currypulver zugeben und 2 Minuten weiter dünsten. Linsen und Fond zugeben, aufkochen und 20–25 Minuten köcheln lassen. Das Semmelmehl zugeben und die Masse zu Bratlingen formen. Auf ein leicht eingefettetes Backblech legen und unter dem Grill goldbraun backen.

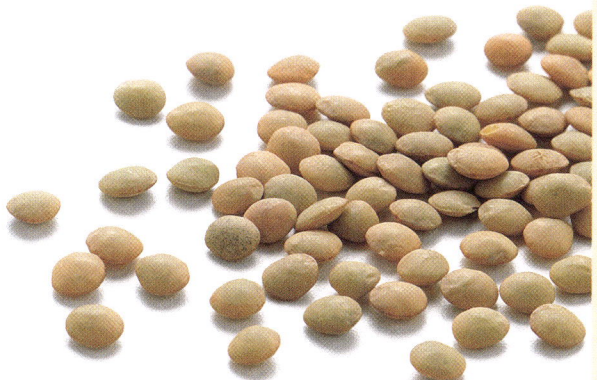
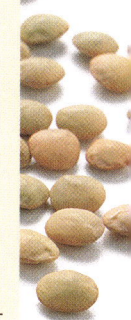

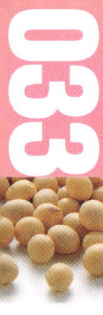

44 HÜLSENFRÜCHTE UND BOHNEN

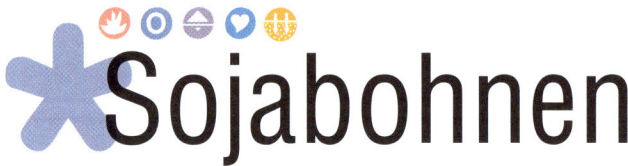

Sojabohnen

EIGENSCHAFTEN
- proteinreich
- cholesterinsenkend
- enthält Phytoöstrogene
- niedriger glykämischer Index (GI)
- entspannend

VERWENDUNG
- ganze Bohne

Die aus Japan stammende Sojabohne wird nicht nur in der Heilkunde verwendet, sondern auch zu vielen verschiedenen Nahrungsmitteln weiterverarbeitet.

Sojabohnen werden zu Sojaöl, Sojamehl, Tofu, Tempeh, Sojamilch, Sojafleisch, Miso und Sojasauce weiterverarbeitet und dienen Vegetariern oft als Ersatz für Fleisch- und Milchprodukte. Sie sind reich an Lecithin, einer fettähnlichen Substanz, die den Cholesterinspiegel reguliert und sogar vor Gallensteinen schützen soll. Bekannt sind Sojabohnen insbesondere wegen ihres hohen Anteils an Phytoöstrogen, der die Symptome der Wechseljahre lindert und vor Osteoporose schützt.

SOJABOHNEN-PASTE

200 g Sojabohnen, gekocht
1 EL Olivenöl
1 mittelgroße Zwiebel, fein gehackt
2 EL Tomatenmark
10 schwarze Oliven, entsteint und gehackt
2 EL frische Petersilie, gehackt
1 EL Sesam, leicht geröstet
1 Prise Salz

Die Sojabohnen mit einer Gabel zerdrücken. Die Zwiebel in dem Öl glasig dünsten und zu den Bohnen geben. Tomatenmark, Oliven, Petersilie, Sesam und Salz zugeben und vor dem Servieren mindestens 30 Minuten in den Kühlschrank stellen.

Sojabohnen regulieren den Darmhaushalt und verhindern Verstopfung, Hämorrhoiden und Divertikulitis.

Sojabohnen sind wegen ihres niedrigen glykämischen Index (GI) besonders für Diabetiker zu empfehlen, denn sie regulieren den Insulin- und den Blutzuckerspiegel. Sie sind außerdem ein wichtiger Lieferant von Vitaminen des B-Komplexes, die das Nervensystem stärken und Stress regulieren.

SOJA-PFANNKUCHEN

125 g Sojamehl
345 g Weizenmehl
3 EL Backpulver
3 EL Zucker
½ TL Salz
3 Eier
750 ml Sojamilch
6 EL Sojaöl
etwas Butter

Alle Zutaten außer der Butter zu Pfannkuchenteig verarbeiten. Die Butter in der Pfanne zerlassen und die Pfannkuchen darin von beiden Seiten goldbraun backen.

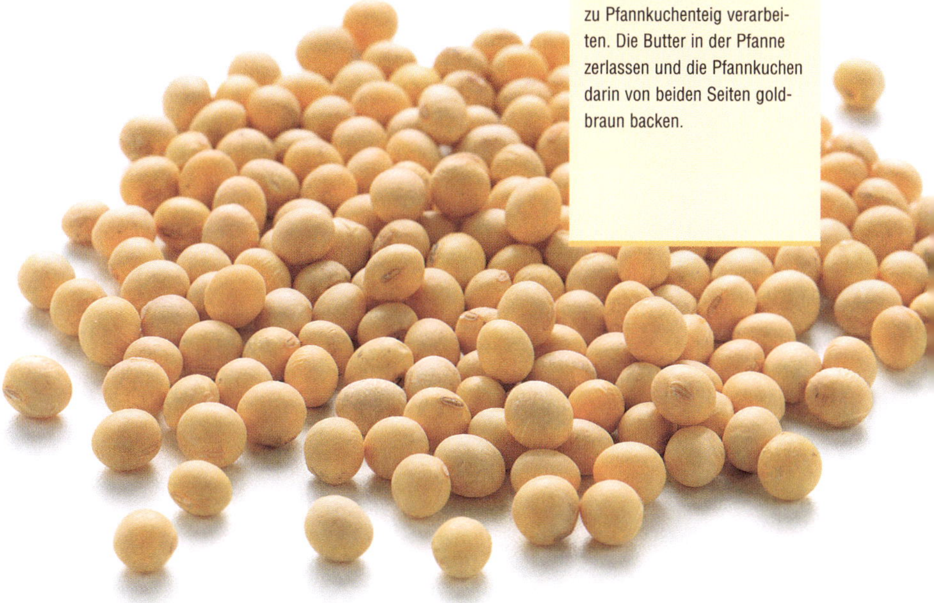

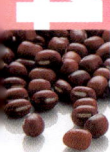

Adukibohnen

EIGENSCHAFTEN
- blutbildend
- stärkend
- harntreibend

VERWENDUNG
- ganze Bohne

Die nussig schmeckende Adukibohne stammt aus Japan und wird dort wegen ihrer nützlichen Eigenschaften seit über 1000 Jahren geschätzt.

Nach der traditionellen chinesischen Medizin bringen Adukibohnen stagnierendes Qi (Lebensenergie) wieder in Bewegung, bevor es zu Krankheiten führt. Sie regulieren den Adrenalinspiegel und sorgen daher für inneres Gleichgewicht. Adukibohnen üben eine wohltuende Wirkung auf das Urogenitalsystem aus, sie sind harntreibend und helfen gegen Durchfall, Ödeme und Geschwüre.

ADUKIBOHNEN-SUPPE

200 g getrocknete Adukibohnen
600 ml Gemüsefond
1 mittelgroße Zwiebel, in Scheiben
1 Karotte, grob gehackt
1 Stange Sellerie, grob gehackt
Sojasauce zum Abschmecken

Alle Zutaten außer der Sojasauce zusammen aufkochen, 1 Stunde köcheln lassen. Mit Sojasauce würzen und nach Belieben im Mixer pürieren.

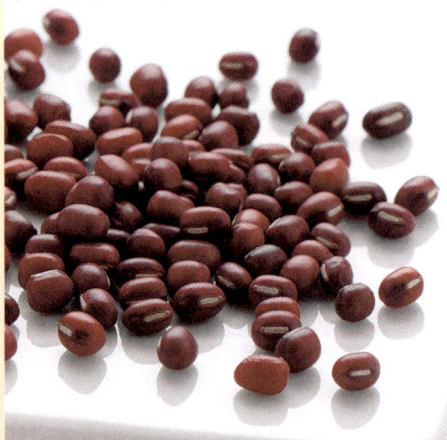

ADUKIBOHNEN/SCHWARZE BOHNEN

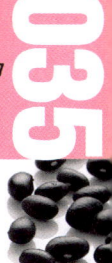

Schwarze Bohnen

Die nahrhaften schwarzen Bohnen stammen ursprünglich aus Peru und sind heute ein fester Bestandteil der kreolischen und der Cajun-Küche.

Schwarze Bohnen sind ein wichtiger Lieferant von komplexen Kohlehydraten, die unter anderem vor Herzkrankheiten schützen. Reich an Eisen wirken sie blutbildend und unterstützen den Genesungsprozess nach einer Krankheit. Sie enthalten den Energiespender Kalium sowie Folsäure, die vor Herzkrankheiten und Geburtsdefekten bei Neugeborenen schützt. Generell haben schwarze Bohnen einen günstigen Einfluss auf das Fortpflanzungssystem und helfen bei Frauenkrankheiten.

EIGENSCHAFTEN
- eisenhaltig
- stärken das Urogenitalsystem

VERWENDUNG
- ganze Bohne

SCHWARZE-BOHNEN-DIP

300 g schwarze Bohnen, gekocht
1 kleine Karotte, grob gehackt
1 kleines Stück Stangensellerie, gehackt
1 EL Knoblauch, fein gehackt
1 TL Oregano
1 TL Kreuzkümmel
½ Koriander
1 Prise Salz
125 g Crème fraîche

Alle Zutaten im Mixer pürieren und bis zum Servieren zugedeckt in den Kühlschrank stellen.

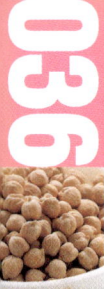

Kichererbsen

Archäologische Funde belegen, dass es im Vorderen Orient Kichererbsen schon in der Jungsteinzeit gab. Kein Wunder, denn sie gehören zu den nahrhaftesten Hülsenfrüchten überhaupt.

Kichererbsen enthalten Isoflavone, deren Struktur dem körpereigenen Östrogen ähnelt und daher hormonelle Beschwerden lindert, darunter PMS und Brustkrebs. Ihre antiseptische, harntreibende Wirkung beugt Blasenentzündungen und Ödemen vor. Kichererbsen erleichtern die Aufnahme von Nährstoffen und unterstützen den Verdauungstrakt sowie die Funktion von Nervensystem und Muskulatur.

EIGENSCHAFTEN
- enthalten Phytoöstrogene
- antiseptisch
- harntreibend

VERWENDUNG
- ganze Erbse

HUMMUS

225 g Kichererbsen aus der Dose
4 Knoblauchzehen, geschält
4 EL Tahin (Sesampaste)
4 EL Olivenöl
Saft von 2 Zitronen

Kichererbsen spülen und abseihen. Mit den restlichen Zutaten im Mixer zu einer hellen, cremigen Paste verarbeiten. Mit etwas Olivenöl beträufeln und als Dip zusammen mit Gemüserohkost servieren.

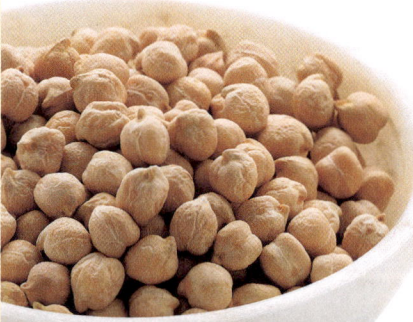

Mandeln

Die süßen, vielseitigen Mandeln enthalten mehr Ballaststoffe und Calcium als andere Nüsse und sind daher sehr gesund.

Durch ihren relativ hohen Gehalt an Ballaststoffen sind Mandeln gut für die Verdauung, während das Calcium das Knochenwachstum unterstützt. Mandeln enthalten außerdem die krebsvorbeugenden Flavonoide Quercetin und Kaempferol. Ein Anteil von 65 Prozent an einfach ungesättigten Fettsäuren hilft bei der Regulierung des Blutzuckerspiegels. Der hohe Vitamin-E-Gehalt senkt den Cholesterinspiegel und verhindert Arterienverkalkung und Herzerkrankungen.

EIGENSCHAFTEN
- verdauungsfördernd
- beugt Herzkrankheiten vor
- krebsvorbeugend

VERWENDUNG
ganze Nuss

MANDEL-ROSINEN-MILCH

225 g ganze Mandeln, ungeröstet und ungesalzen
Wasser zum Einweichen
1 Handvoll Rosinen
450 ml Wasser

Die Mandeln mit Wasser aufgießen und zugedeckt 24 Stunden einweichen, dann abseihen und abspülen. Die Rosinen 2 Stunden in Wasser einweichen, abgießen. Mandeln und Rosinen mit dem Wasser im Mixer pürieren, dann durch ein feines Sieb streichen. Hält sich bis zu 4 Tage im Kühlschrank.

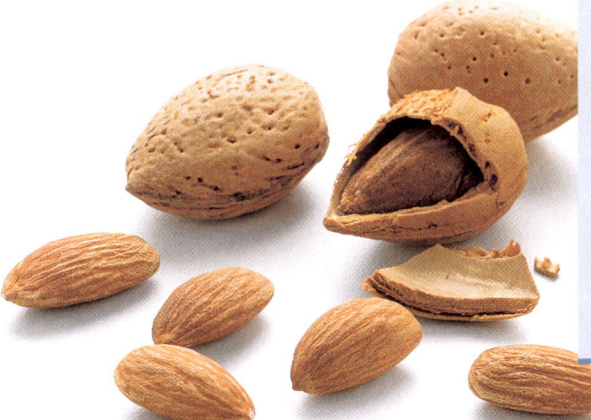
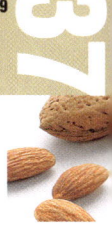

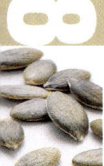

Kürbiskerne

EIGENSCHAFTEN
- prostatastärkend
- energiespendend
- gedächtnisstärkend

VERWENDUNG
- Samen

Kürbiskerne enthalten neben den Spurenelementen Zink und Eisen Proteine, essenzielle Fettsäuren und B-Vitamine und sind daher eine ausgesprochen gesunde Knabberei.

Durch den hohen Zinkgehalt gelten Kürbiskerne als männliches Aphrodisiakum und können helfen, eine Prostatavergrößerung einzudämmen. Ihr hoher Gehalt an Eisen macht sie zu regelrechten Energiespendern. Die Omega-3-Fettsäuren sind gut für die Haut und das Gedächtnis. Sie helfen bei der Bekämpfung von Herz-Kreislauf-Beschwerden, Immunschwäche und Darmparasiten.

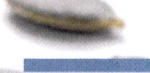

KÜRBISKERN-PORRIDGE

300 g Kürbiskerne, ungeschält
500–750 ml Milch
Honig zum Abschmecken

Die Kürbiskerne in der Küchenmaschine fein zermahlen und bei laufendem Mixer 500 ml Milch zugeben, bis sich eine breiige Masse bildet. Nach Belieben mehr Milch zufügen. In einen Topf geben und aufkochen, nach Geschmack mit Honig süßen. Noch heiß servieren.

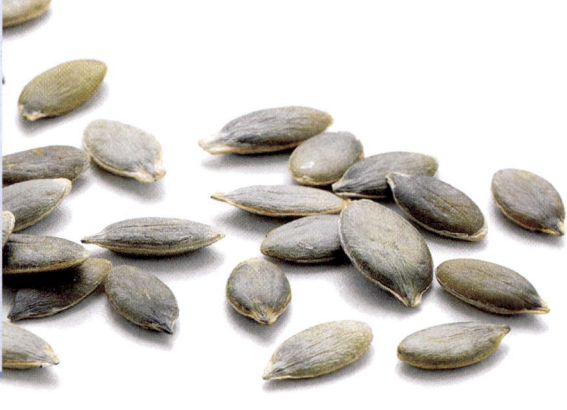

KÜRBISKERNE/SONNENBLUMENKERNE 51

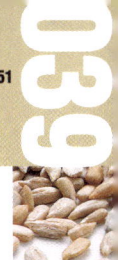

Sonnenblumenkerne

Die gesunden, nahrhaften Sonnenblumenkerne gehören zu den besten Energiespendern, die die Natur zu bieten hat.

Sonnenblumenkerne sind eine wertvolle Quelle an Vitamin B. Dadurch wirken sie bei der Regulierung des Adrenalinhaushalts mit und beugen Stress und Erschöpfung vor. Die essenziellen Fettsäuren hefen bei Ekzemen, Depressionen und Reizbarkeit. Wegen ihrer harntreibenden und schleimlösenden Eigenschaften sind sie ein gutes Mittel gegen Entzündungen der Bronchien, der Lungen und des Rachenraums.

EIGENSCHAFTEN
- energiespendend
- beruhigend
- harntreibend
- schleimlösend

VERWENDUNG
- Samen

KNABBERMISCHUNG

80 g Sonnenblumenkerne
40 g Kürbiskerne
30 g blanchierte Mandeln, fein gehackt
90 g Kokosnussflocken, geröstet
160 g getrocknete Aprikosen, gehackt

Sonnenblumenkerne, Kürbiskerne und Mandeln auf ein Backblech streuen und bei 180 °C 4–5 Minuten goldbraun rösten. Mit den Kokosnussflocken und den getrockneten Aprikosen vermischen.

> Die Indianer verwendeten das Mehl von Sonnenblumenkernen zum Andicken von Suppen und Getränken.

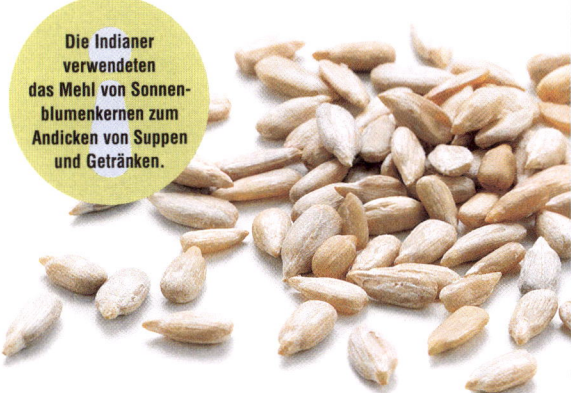

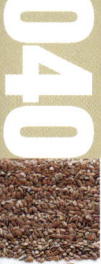

52 NÜSSE UND SAMEN

*Leinsamen

EIGENSCHAFTEN
- reich an essenziellen Fettsäuren
- energiespendend
- stärken die Fortpflanzungsorgane
- schleimlösend

VERWENDUNG
- Samen

Leinsamen sind mit ihrer reichhaltigen und ausgewogenen Mischung von essenziellen Fettsäuren ein altbewährtes Naturheilmittel bei einer ganzen Reihe von Beschwerden.

Heutzutage sind die wohltuenden Eigenschaften von Leinsamen in der ganzen Welt bekannt und beliebt. Der hohe Gehalt an essenziellen Omega-3- und Omega-6-Fettsäuren unterstützt die Erzeugung von Körperenergie sowie den Transport von

LEINSAMEN-PACKUNG
Bei Entzündungen und Erkältung

**2 EL Leinsamen, geschrotet
450 ml Wasser
Leintuch**

Leinsamen und Wasser aufkochen, dann bei schwacher Hitze rühren, bis alles zu einer dicken Paste eingekocht ist. Die Paste in das Leintuch einschlagen und auf die befallene Stelle legen, mit einem weiteren Tuch befestigen. Um die Hitze länger zu halten, zusätzlich eine Decke darüberlegen.

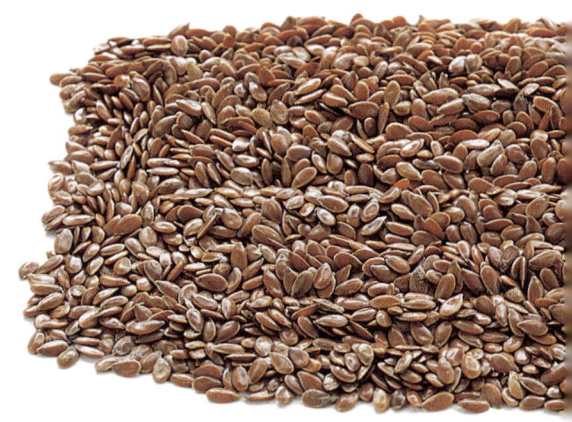

Sauerstoff und Fetten im Körper und bewirkt dadurch die Stärkung des Zellgewebes, der Geschlechtsorgane, Drüsen, Muskeln und Augen. Daher werden Leinsamen traditionell zur Behandlung von Fehlernährung, Hautkrankheiten, Arthritis, PMS und Unfruchtbarkeit eingesetzt. Essenzielle Fettsäuren sind wichtig für die Erzeugung von Prostaglandinen, hormonartigen Substanzen, die für Ausdauer, gesunden Kreislauf und ausgeglichene Blutfettwerte sorgen und vor Herzkrankheiten schützen. Leinsamen wirken schleimlösend und sind daher eine gute Medizin bei Husten und Bronchitis sowie anderen Entzündungen. Sie können außerdem durch ihre leicht abführende und darmstärkende Wirkung bei Verstopfung Abhilfe schaffen.

Leinsaat wurde vermutlich zuerst in Äthiopien kultiviert.

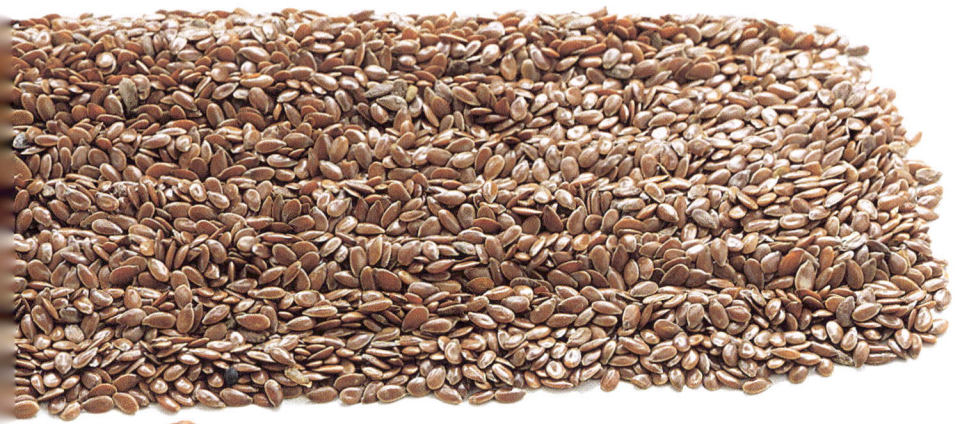

Paranüsse

Bis zu 50 Meter hoch werden die riesigen Paranussbäume in den Regenwäldern des Amazonasgebiets. Ihre Früchte gelten als äußerst gesund.

Paranüsse enthalten viel Selen, das Brustkrebs und Depressionen vorbeugt. Die proteinreichen Nüsse strotzen darüber hinaus vor Vitamin B1 und Magnesium, beides Inhaltsstoffe, die für ein stabiles Nervensystem unabdingbar sind. Durch ihren hohen Gehalt an ungesättigten Fettsäuren wirken sie cholesterinsenkend, während ihr Anteil an Arginin und Flavonoiden vor Herzkrankheiten und Krebs schützt.

EIGENSCHAFTEN
- stimmungsaufhellend
- krebsvorbeugend
- cholesterinsenkend

VERWENDUNG
- Nuss

PARANUSSKROKANT

440 g Streuzucker
1 Prise Natron
190 g Paranüsse, gemahlen
175 g Milchschokolade, geschmolzen

Den Zucker in einer Pfanne unter Rühren bei schwacher Hitze schmelzen. Natron und zwei Drittel der Nüsse zugeben und auf ein gefettetes Backblech gießen. Die Masse ½ cm dick ausrollen und erstarren lassen. Anschließend mit flüssiger Schokolade bestreichen und die restlichen Nüsse darüberstreuen. Wenn die Schokolade fest ist, in Stücke brechen.

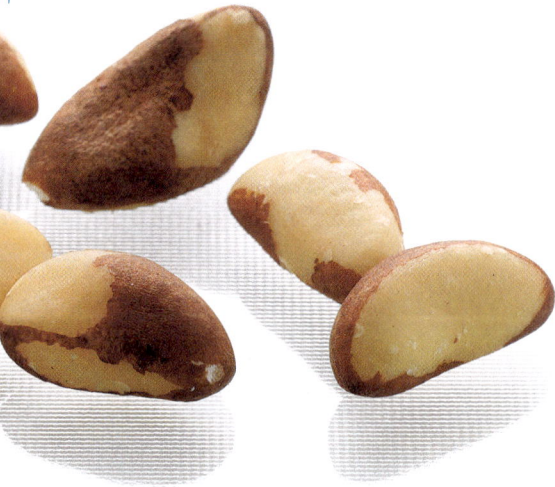

PARANÜSSE/NATURREIS 55

Naturreis

Reis ist das Hauptnahrungsmittel in Südostasien und ein beliebtes Hausmittel zur Stärkung des Kreislaufs und des Magen-Darm-Traktes.

Natur- oder Vollkornreis ist sehr ballaststoffreich und daher verdauungsfördernd. Er beruhigt den gesamten Magen-Darm-Trakt und schafft Abhilfe beim Reizdarmsyndrom. Kurzkorn-Sorten regen den Dickdarm an und begünstigen die Entgiftung. Durch den hohen Gehalt an B-Vitaminen wirkt Vollkornreis beruhigend bei Unruhe, Erschöpfung und Depressionen. Die äußere Hülle des Reiskorns enthält das cholesterinsenkende Oryzanol. Äußerlich angewendet hilft Reis bei Hauterkrankungen und Entzündungen.

EIGENSCHAFTEN
- beruhigt das Verdauungssystem
- cholesterinsenkend
- belebend

VERWENDUNG
- Reiskorn

Reis wurde vermutlich schon vor 5000 Jahren in Indien angebaut.

REIS-PACKUNG
Bei Entzündungen der Haut

**40 g Vollkornreis, geschrotet
60 ml Milch
Gaze- oder Baumwollbinde**

Reis und Milch zu einer Paste verrühren und auf die befallene Stelle auftragen. Gaze oder Baumwollbinde auflegen und gut befestigen. Bis zu 3 Stunden einwirken lassen.

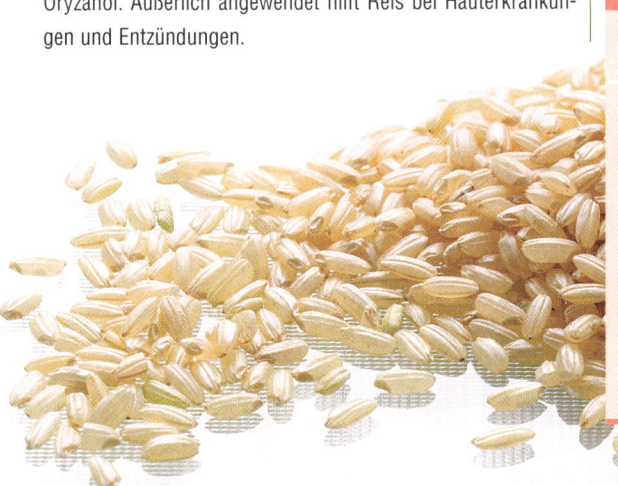

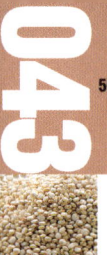

EIGENSCHAFTEN
- Vollwertkost
- reinigend
- stärkend

VERWENDUNG
- ganzes Korn

> Quinoa gehörte früher neben Mais und Kartoffeln zu den Grundnahrungsmitteln in den Andenstaaten.

Quinoa

Das Getreide, das „Kinwa" ausgeprochen wird, ist außerordentlich gesund und stammt aus den südamerikanischen Anden.

Quinoa enthält wesentlich mehr Proteine als andere Getreidesorten und eignet sich besonders gut für Kinder und an Blutarmut oder degenerativen Muskelkrankheiten leidenden Menschen. Es reinigt die Arterien und ist reich an Nährstoffen, besonders Calcium, Eisen, B-Vitaminen sowie Vitamin E. In der östlichen Medizin wird Quinoa zur Stärkung von Leber und Nieren angewandt sowie bei Krankheiten des Urogenitalsystems und der Haut.

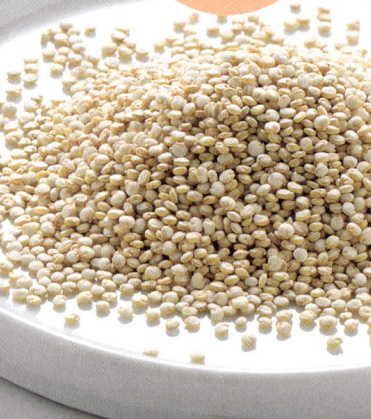

TEX-MEX-SALAT

90 g Quinoa
500 ml Wasser
4 TL Olivenöl
225 g Kichererbsen aus der Dose, abgetropft
1 mittelgroße Tomate, entkernt, gehackt
3 EL Limettensaft
2 EL frischer Koriander, fein gehackt
½ TL Kreuzkümmel
1 Knoblauchzehe, fein gehackt
1 Prise Salz

Quinoa und Wasser aufkochen und zugedeckt 15 Minuten ziehen lassen. Abgießen, das Öl darüberträufeln und gründlich mischen, dann mit den restlichen Zutaten vermischen.

Roggen

In Russland wird Roggen seit 2000 Jahren angebaut und ist neben Weizen eine der wichtigsten Getreidesorten.

Aufgrund des hohen Gehalts an Calcium, Eisen, Kalium und Lignanen – blutverdünnenden Antioxidantien – ist Roggen die ideale Kost bei Osteoporose, Blutarmut und Kopfschmerzen. Er ist sehr ballaststoffreich und schafft Abhilfe bei Verstopfung. Roggen enthält Rohrzucker und Oligofruktose, deren probiotische Eigenschaften ebenfalls verdauungsfördernd sind.

Archäologen fanden in Syrien Roggenkörner, die auf 6600 v. Chr. datiert werden konnten.

EIGENSCHAFTEN
- calcium- und eisenhaltig
- leicht verdaulich
- probiotisch

VERWENDUNG
- ganzes Korn

ROGGEN-PFANNKUCHEN

100 g Roggenmehl
1 großes Ei
100 ml Wasser
150 ml Milch
1 El Olivenöl

Mehl, Ei, Wasser und Milch im Mixer zu einem Teig verarbeiten. 10–15 Minuten quellen lassen. Etwas Öl in einer Pfanne erhitzen und vorsichtig pro Pfannkuchen je 2–3 Esslöffel voll Teig hineingeben. Wenn die Oberfläche beginnt, Blasen zu werfen, den Pfannkuchen wenden und 4–5 Minuten weiterbacken.

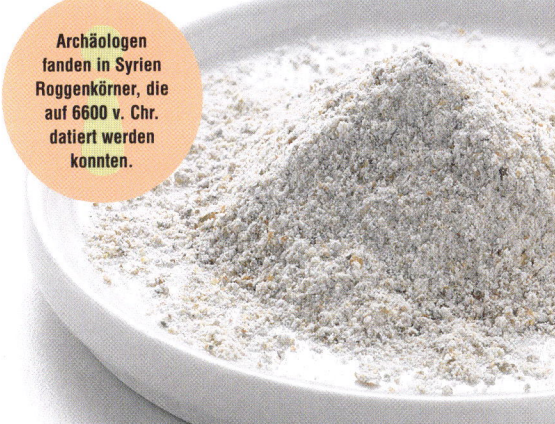

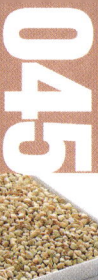

Buchweizen

Buchweizen ist ein Pseudogetreide, das kleine Nüsschen ausbildet. In Polen und Russland gehört er zu den Grundnahrungsmitteln.

Der glutenfreie Buchweizen enthält das Bioflavonoid Rutin, das die Kapillargefäße stärkt und so Krampfadern, Erfrierungen und Frostbeulen vorbeugt. Rutin spielt wahrscheinlich eine große Rolle bei der Behandlung von Bluthochdruck und Arterienverkalkung und soll sogar Depressionen lindern. Äußerlich angewendet entzieht Buchweizen dem Gewebe überschüssige Flüssigkeit und sorgt so für Linderung bei Schmerzen und Entzündungen.

EIGENSCHAFTEN
- stärkt das Kapillarsystem
- gegen Krampfadern
- entwässernd

VERWENDUNG
ganzes Korn

BUCHWEIZEN-PACKUNG
Bei Hautentzündungen

220 g Buchweizenmehl
250 ml Wasser
Mulltuch

Das Wasser aufkochen. Ewas abkühlen lassen, das Mehl einstreuen und zu einer Paste verrühren. Die Paste in das Mulltuch einschlagen und auf die befallene Stelle legen, mit einer Binde befestigen.
10 Minuten einwirken lassen oder bis die Paste abkühlt, dann nochmals erwärmen und die Prozedur wiederholen.

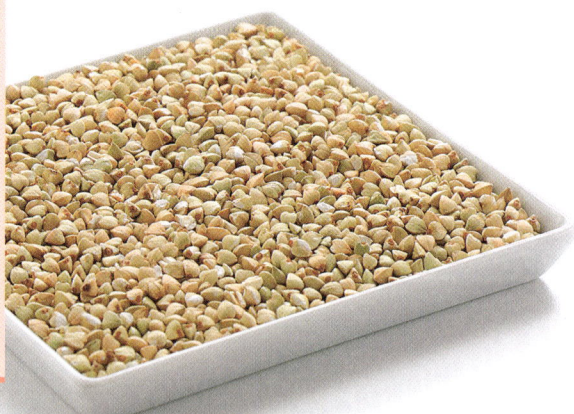

BUCHWEIZEN/GERSTE 59

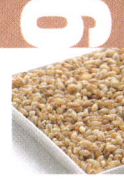

Gerste

Gerste war im Mittelalter ein Grundnahrungsmittel und wird heute wegen seiner lymphreinigenden und lindernden Wirkung als Hausmittel geschätzt.

Gerste wirkt auf die Schleimhäute und kann daher entzündliche Erkrankungen des Darms und der Harnwege lindern. Ihr hoher Gehalt an Mineralstoffen, zum Beispiel Calcium, Kalium und B-Vitaminen, macht sie zu einem wirksamen Mittel gegen Stresserscheinungen. Gerste enthält außerdem das Antioxidant Beta-Glucan, das den Cholesterinspiegel dramatisch senken kann.

Nach Dioskurides kann Gerste „alle Halsschmerzen und -entzündungen lindern und in Schranken halten".

EIGENSCHAFTEN
- schmerzlindernd
- reinigend
- ausgleichend

VERWENDUNG
- ganzes Korn

GERSTE-ZITRONEN-WASSER

Bei Blasenentzündung, Durchfall und Verstopfung

**125 g Gerstengraupen
900 ml Wasser
abgeriebene Schale von
 1 Zitrone
Honig zum Süßen**

Gerste mit 240 ml Wasser aufkochen, das Wasser abgießen. Das restliche Wasser und die Zeste zugeben und die Gerste weich ziehen lassen. Nach Bedarf mehr Wasser zugeben. Die Flüssigkeit abseihen, mit Honig süßen und abkühlen lassen. Bei Bedarf trinken.

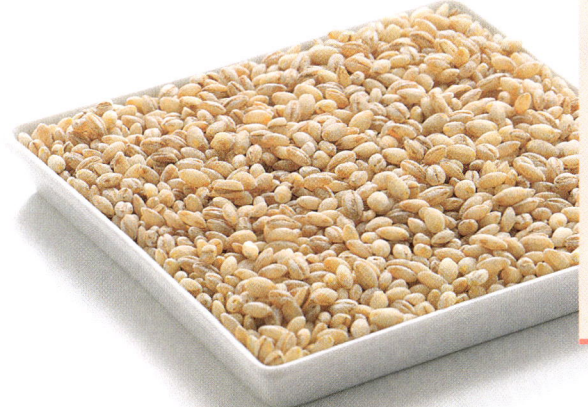

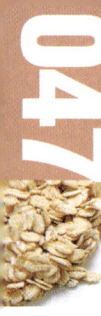

Hafer

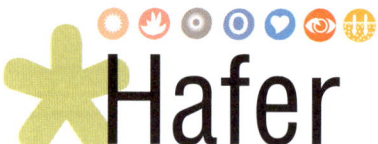

EIGENSCHAFTEN
- nervenstärkend
- verdauungsfördernd
- Antidepressivum
- beugt Herzkrankheiten vor
- entkrampfend
- schmerzlindernd

VERWENDUNG
- ganzes Korn

HAFERBREI
Bei Magenbeschwerden

**65 g Schmelzflocken
450 ml Wasser
15 g Butter
Zucker oder Honig zum Süßen**

Das Mehl mit etwas Wasser zu einer Paste mischen. Das restliche Wasser aufkochen und langsam in die Paste gießen, gut rühren. Die Mischung zusammen mit der Butter wieder aufkochen, unter Rühren 7 Minuten lang ziehen lassen, bis ein dicker Brei entstanden ist. Nach Belieben süßen.

Hafer ist sehr nahrhaft und ein uraltes Hausmittel gegen Nervosität sowie bei Beschwerden des Magens und des Verdauungsapparats.

Sein wirklicher Ursprung ist unbekannt; einige Botaniker nehmen an, dass er aus Sizilien stammt, während andere ihn in Chile ansiedeln. Heute ist er zumeist in Form von Flocken erhältlich. Großblatt-Flocken werden aus ganzen Haferkernen hergestellt und überzeugen durch den kräftigen Biss, während Kleinblatt-Flocken aus Hafergrütze gewalzt werden und deshalb schneller aufquellen. Für Säuglinge und als Schonkost für Kranke sind Schmelzflocken geeignet, die aus Hafermehl gewalzt werden.

Hafer ist äußerst gesund und nahrhaft. Er ist reich an Proteinen, enthält sehr viel Calcium, Kalium und Magnesium sowie Mineralstoffe, die wie die B-Vitamine Nerven, Knochen und Zähne stärken. Durch den hohen Ballaststoffgehalt ist Hafer leicht verdaulich und bildet eine Art Schutzschicht auf den Schleimhäuten des Magen-Darm-Traktes. Er ist daher durch seine entkrampfende Wirkung besonders beim Reizdarmsyndrom zu empfehlen. Das im Hafer enthaltene Silikon stärkt die Arterien, und das Antioxidant Beta-Glucan wirkt blutdrucksenkend. Haferflocken sind besonders beliebt bei Cholesterinproblemen. Die komplexen Kohlehydrate des Hafers haben einen niedrigen glykämischen Index und versorgen den Körper mit Energie, helfen bei Schlaflosigkeit und haben eine besonders für Diabetiker günstige Stoffwechsel-Normalisierungsfunktion. Äußerlich angewendet hat Hafer eine lindernde Wirkung; ein Haferflocken-Bad hilft bei Hautreizungen.

> **Der Botaniker Nicholas Culpeper empfahl 1652 eine Packung aus Hafermehl und Lorbeeröl gegen Juckreiz.**

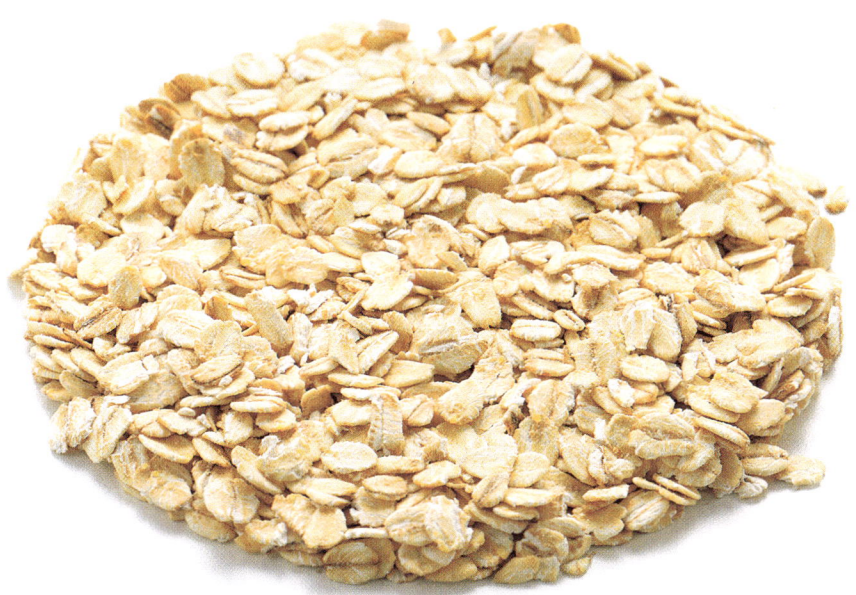

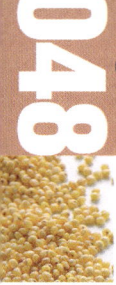

Hirse

EIGENSCHAFTEN
- blähungstreibend
- entsäuernd
- silikonhaltig

VERWENDUNG
- ganzes Korn

Die nahrhafte Hirse unterstützt den Verdauungsapparat, besonders den Magen, die Milz und die Bauchspeicheldrüse.

Hirse ist das einzige basische Getreide. Sie ist proteinreich, hat wenig Stärke und ist daher besonders gut verdaulich. Ihre pilzbekämpfende und schleimlösende Wirkung hilft bei Candida-Infektionen und prämenstruellen Beschwerden. Hirse ist reich an reinigenden und heilenden Mineralsalzen und daher besonders gut für Haut, Haare, Nägel, Augen und Zähne. Ihr Silikongehalt schützt die Arterien, Kalium und Magnesium helfen bei der Behandlung von Arthritis und Osteoporose.

GEMÜSE-HIRSE-PFANNE

375 g Hirse
1 kg Saisongemüse nach Wahl, grob gehackt
Pflanzenöl zum Braten
2 l kochendes Wasser
2 TL Gemüsefond

Das Gemüse in etwas Öl weich dünsten. Die Hirse separat 3–4 Minuten in etwas Öl goldbraun rösten, dann zu dem Gemüse geben und unter Rühren noch einige Minuten weitergaren. Wasser und Gemüsefond zugeben und 30 Minuten ziehen lassen. Abschmecken und heiß servieren.

Süßholz

Die Chinesen verwenden die Süßholzwurzel schon seit Tausenden von Jahren als Arznei.

Die aus der Süßholzwurzel gewonnene Lakritze reguliert die Magensäure und wirkt lindernd bei Magengeschwüren. Ihre schleimlösende Wirkung schafft Abhilfe bei Husten, Asthma und Erkältungen. Süßholz enthält die entzündungshemmende, antiallergene und gegen Arthritis wirksame Glycyrrhizinsäure. Ihre dem Aspirin ähnliche Wirkung hilft bei Fieber und Kopfschmerzen, regelt die Leberfunktion, fördert die Gallenproduktion und senkt den Cholesterinspiegel.

Schon Alexander der Große, Cäsar und der indische Prophet Brahma lobten die Heilkraft der Lakritze.

EIGENSCHAFTEN
- entsäuernd
- schleimlösend
- gegen Arthritis
- wirkt wie Aspirin

VERWENDUNG
- Wurzel

SÜSSHOLZ-AUFGUSS
Bei Husten und Erkältungen

25 g Süßholzwurzel
1 gehäufter TL Leinsamen
110 g Rosinen
2 l Wasser
110 g brauner Zucker
1 EL Weißweinessig

Süßholz, Leinsamen, Rosinen und Wasser zusammen aufkochen und das Wasser auf etwa die Hälfte einkochen lassen. Zucker und Essig zugeben, gut umrühren. 1 Tasse vor dem Zubettgehen trinken.

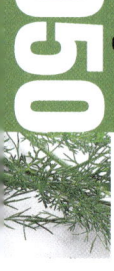

Fenchel

EIGENSCHAFTEN
- entkrampfend
- harntreibend
- entwässernd
- verdauungsfördernd

VERWENDUNG
- Samen und Pflanze

Fenchel gehört zur Familie der Doldenblütler und ist mit der Petersilie verwandt. Als Hausmittel ist er ebenso beliebt wie als Würzkraut.

Fenchel wird für seine krampflösende, schmerzstillende und harntreibende Wirkung bei Verdauungsstörungen, Wasseransammlungen im Gewebe und Darmkrämpfen angewandt. Er schwemmt Gifte durch den Urin aus und ist daher ein wirksames Mittel bei Gicht und Arthritis. Seine ätherischen Öle wirken antiseptisch und helfen bei Harnwegsentzündungen.

Im Mittelalter wurde Fenchel zum Schutz gegen Hexerei angewandt.

FENCHEL-NELKEN-MUNDWASSER

½ TL Fenchelsamen
½ TL Nelkenpulver
2 EL Korn oder Wodka
250 ml destilliertes Wasser
Kaffeefilter

Gewürze und Alkohol mischen und zugedeckt 3 Tage stehen lassen, dann durch den Kaffeefilter abseihen. Wasser zugeben und in einer fest verschlossenen Flasche 6 Wochen stehen lassen. Mit 1 Esslöffel der Flüssigkeit gurgeln.

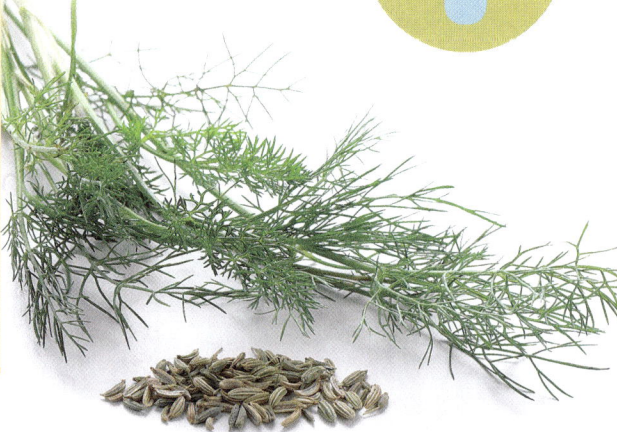

Echinacea

Echinacea, auch Sonnenhut oder Igelkopf genannt, gehört zu einer artenreichen Gattung, deren Vertreter schon seit frühester Zeit in der Naturmedizin eingesetzt werden.

Echinacea unterstützt das Immunsystem, steigert die Bildung von weißen Blutkörperchen und die Zellatmung. Die Wurzel wird gegen Erkältungen, Grippe, Ohrenentzündungen, chronische Erschöpfung und Allergien angewandt. Echinacea hat eine dem Interferon ähnliche antivirale Wirkung. Sie ist eine traditionelle Arznei gegen innere und äußere Entzündungen wie Dickdarmentzündungen oder Akne.

EIGENSCHAFTEN
- immunsystemstärkend
- gegen Grippe und Erkältung
- fördert die Wundheilung

VERWENDUNG
- Wurzel

ECHINACEA-GURGELWASSER

20 g getrocknete oder 40 g frische Echinacea-Wurzel
750 ml Wasser

Die Echinacea-Wurzel aufkochen und 20–30 Minuten ziehen lassen, bis etwa ein Drittel der Flüssigkeit eingekocht ist. Abseihen und mit je 50 ml der Flüssigkeit bis zu dreimal am Tag gurgeln. Das Gurgelwasser hält sich im Kühlschrank bis zu 3 Tagen.

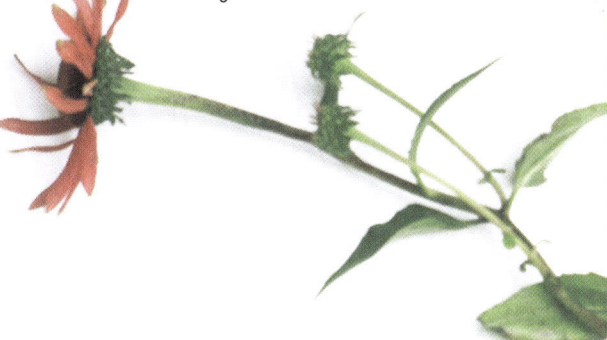
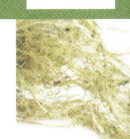

Pfefferminze

Die Pfefferminze ist für ihre verdauungsfördernde Wirkung wohlbekannt und gehört zu den beliebtesten pflanzlichen Heilmitteln.

Die Pfefferminze beruhigt das Verdauungssystem und wird gegen Sodbrennen, Magenverstimmungen und Übelkeit angewandt. Sie fördert die Durchblutung und hilft bei Fieber, Erkältung und Grippe. Ihre schmerzstillende Wirkung entfaltet sie äußerlich angewendet bei Kopfschmerzen, Gelenkentzündungen, Neuralgien und Hexenschuss. Die ätherischen Öle wirken gegen Entzündungen, Bakterien, Viren, Parasiten und Pilzbefall.

EIGENSCHAFTEN
- beruhigt das Verdauungssystem
- schützt die Magenwände
- kreislauffördernd
- abschwellend
- schmerzlindernd
- antiseptisch

VERWENDUNG
- Blätter

PFEFFERMINZ-FUSSBAD
Bei müden Füßen

50 g frische Pfefferminzblätter, grob gehackt
1 l kochend heißes Wasser
1,75 l heißes Wasser
1 TL Borax
1 EL Bittersalz

Die Blätter mit dem kochenden Wasser übergießen, 1 Stunde ziehen lassen, dann abseihen. Zusammen mit Borax und Bittersalz in ein Fußbad mit heißem Wasser geben. Die Füße 15–20 Minuten darin baden.

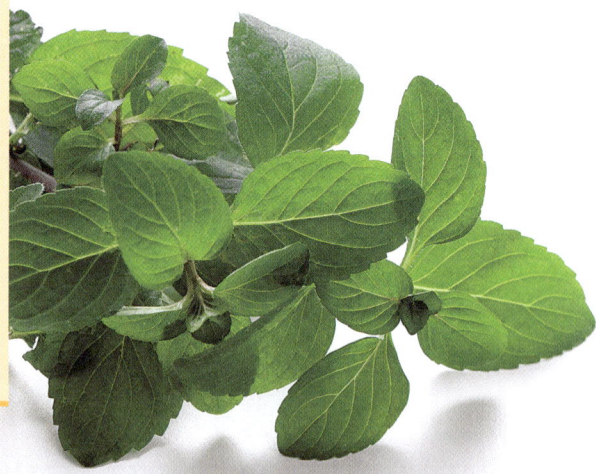

PFEFFERMINZE/ROSMARIN

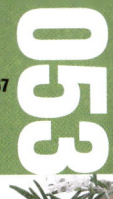

Rosmarin

Die kraftvolle, anregende Wirkung des Rosmarins wird von alters her als Mittel gegen Erkältungen, Koliken, Nervosität und Ekzeme geschätzt.

Rosmarin wirkt antiseptisch, antioxidant, krampflösend sowie lindernd bei Kreislaufbeschwerden, Gliederschmerzen, Husten und Erkältungen, Entzündungen der Mundschleimhaut und des Zahnfleisches sowie beim Reizdarmsyndrom. Seine anregende und nervenstärkende Wirkung ist wohltuend bei Müdigkeit, Kopfschmerzen und Menstruationsbeschwerden. Das ätherische Öl ist zudem ein wirksamer Insektenschutz.

EIGENSCHAFTEN
- adstringierend
- krampflösend
- belebend
- nervenstärkend

VERWENDUNG
- Blätter

ROSMARIN-WEIN
Bei Muskelkater

- 1 Handvoll frische Rosmarinblätter
- 2 kleine Zimtstangen
- 5 Gewürznelken
- 1 TL Ingwerpulver
- 1 Flasche guter Rotwein

Rosmarin, Zimt und Nelken im Mörser zerstoßen. Mit dem Ingwer mischen, dann mit dem Wein übergießen und an einem kühlen Ort in einem luftdicht verschließbaren Behälter 7–10 Tage stehen lassen. Täglich ein Glas Wein trinken oder mit einem Wattebausch auf die befallene Stelle tupfen.

Rosmarinshampoo soll gegen vorzeitigen Haarausfall wirken.

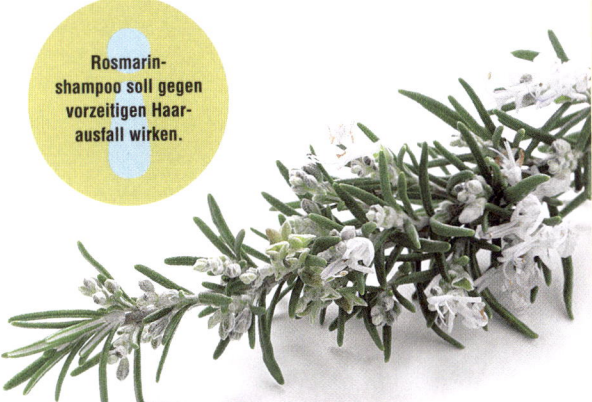

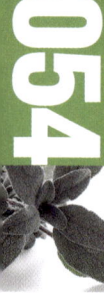

Salbei

Der aus dem Mittelmeergebiet stammende Salbei ist gleichermaßen als Küchenkraut und als Naturheilmittel beliebt.

Der aromatische Salbei wirkt antiseptisch, antibakteriell und antiviral und wird deshalb traditionell gegen Husten, Erkältungen und Erkrankungen der Atemwege verabreicht. Wegen seiner schleimlösenden und adstringierenden Wirkung wird er auch bei Bronchitis angewandt. Salbei wirkt belebend auf den Verdauungstrakt und ist beruhigend und ausgleichend bei Stress. Äußerlich angewendet hilft er gegen Hautunreinheiten und Fältchen.

EIGENSCHAFTEN
- gegen Atemwegsbeschwerden
- schleimlösend
- verdauungsfördernd
- beruhigend und ausgleichend

VERWENDUNG
- Blätter

SALBEI-GURGELWASSER
Bei Atemwegsbeschwerden

1 große Handvoll Salbeiblätter
1 kleine Handvoll Thymianblätter
450 ml kochendes Wasser
30 ml Apfelessig
2 TL Honig
1 TL Cayennepfeffer

Die Blätter grob hacken, mit dem kochenden Wasser übergießen und zugedeckt 30 Minuten ziehen lassen. Abseihen und Apfelessig, Honig und Pfeffer zugeben. Beim ersten Auftreten von Symptomen damit gurgeln, sonst zwei- bis dreimal pro Tag 2 TL einnehmen. Innerhalb von einer Woche aufbrauchen.

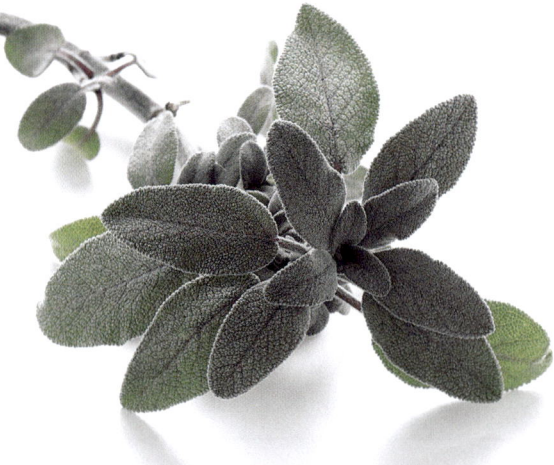

Löwenzahn

Da sowohl Wurzeln und Blätter als auch Blüten heilkräftige Wirkung haben, ist der Löwenzahn eines der am häufigsten verwendeten Naturheilmittel.

Löwenzahnblätter sind stark harntreibend und helfen bei Blasenentzündungen und Ödemen. Die Wurzel wirkt blutreinigend und entgiftet Leber und Nieren. Blätter und Wurzeln enthalten den Wirkstoff Mannitol, der gegen Bluthochdruck und Herzschwäche eingesetzt wird. Die appetitanregende Wirkung des Löwenzahns hilft gegen Verdauungsstörungen. Er ist vitamin- und eisenreich und daher gut gegen Blutarmut.

EIGENSCHAFTEN
- harntreibend
- blutreinigend
- leberstärkend
- gallenstärkend
- eisenhaltig

VERWENDUNG
- ganze Pflanze

LÖWENZAHN-WEIN

60 g Löwenzahnblüten
1 l Weißwein
Honig zum Süßen

Die Blüten im Mörser zerstoßen und in einen luftdicht verschließbaren Behälter geben. Mit dem Weißwein übergießen und 1 Monat stehen lassen. Abseihen und nach Belieben mit Honig süßen. Zur Stärkung täglich 1 Glas trinken.

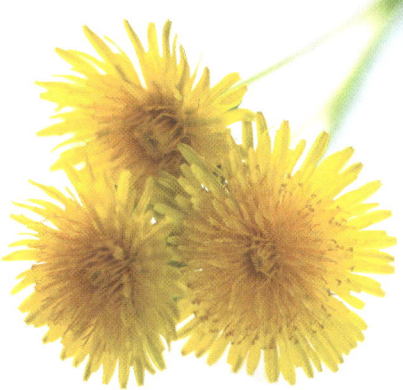

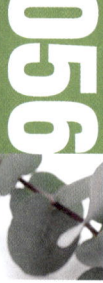

Eukalyptus

Der aus Australien stammende Eukalyptus ist für seine hustenlösenden Wirkstoffe bekannt.

Eukalyptus wirkt besänftigend bei Schleimhautreizungen und ist daher ein wirksames Mittel gegen Erkältungskrankheiten. Er befreit die Atemwege, und seine antiseptischen Eigenschaften wirken bei Grippe, Erkältungen und Halsschmerzen. Sein ätherisches Öl wirkt schwach betäubend und wird bei Insektenstichen sowie bei Erkältungen zum Einreiben verwendet. Eukalyptusöl schafft Erleichterung bei Gelenkschmerzen und bakteriellen Hautinfektionen.

EIGENSCHAFTEN
- schleimlösend
- entkrampfend
- antiseptisch
- leicht betäubend

Achtung: Eukalyptus darf bei Leberkrankheiten und Verdauungsproblemen nicht angewandt werden.

VERWENDUNG
- Blätter

EUKALYPTUS-SALBE *Bei Erkältungen, Atemwegsbeschwerden etc.*

50 g Vaseline
1 EL getrockneter Lavendel
6 Tropfen Eukalyptusöl
4 Tropfen Kampferöl
1 Stück Gaze

Die Vaseline im Wasserbad auflösen, den Lavendel einstreuen und 30 Minuten erwärmen, dann durch die Gaze abseihen und abkühlen lassen. Die Öle zugeben, in ein abschließbares Gefäß füllen und fest werden lassen. Bei Symptomen Brust, Hals oder Rücken damit einreiben.

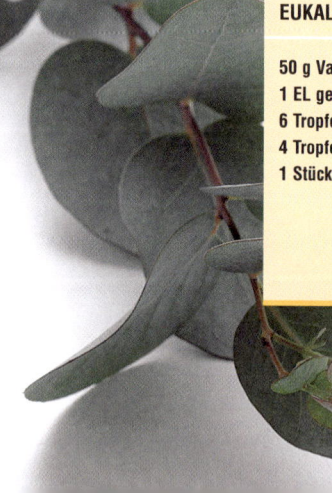

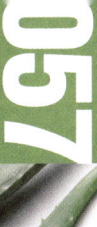

Aloe vera

Der Saft des Liliengewächses wirkt entzündungshemmend und hat als Arznei eine lange Tradition.

Aloe vera wird vor allem zur Linderung von Verbrennungen, Wunden und Hautreizungen angewandt. Als Saft eingenommen, hilft sie bei Magengeschwüren, Dickdarmreizungen, Nierensteinen und Verstopfung. Aloe vera ist reich an Nährstoffen und daher ein vielseitiges traditionelles Heilmittel – von der Regelung des Blutzuckerspiegels bis hin zur Linderung eines übermäßigen Alkoholkonsums. Inzwischen kennt man auch ihre krebshemmende Wirkung.

EIGENSCHAFTEN
- lindert Hautreizungen
- hilft bei Verdauungsstörungen
- krebsvorbeugend

VERWENDUNG
Saft und Blätter

Die heilkräftige Wirkung der Aloe vera wurde zuerst von den alten Ägyptern entdeckt.

ALOE-VERA-SAFT
Bei Verdauungsstörungen

**5 große Aloe-vera-Blätter
1 Stück Gaze**

Die Blätter zerstampfen, am besten im Entsafter. Die entstandene Masse durch ein mit Gaze ausgelegtes Sieb abseihen. Bei Beschwerden trinken.

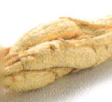

Ginseng

EIGENSCHAFTEN
- vitalisierend
- verhindert nervöse Störungen
- verdauungsfördernd
- Aphrodisiakum

VERWENDUNG
- Wurzel

Der vor etwa 5000 Jahren in den chinesischen Bergprovinzen entdeckte Ginseng ist ein sehr wirksames und nährstoffreiches Tonikum.

Ginseng ist vor allem für seine energiespendende und aufbauende Wirkung bekannt. Er regt den Stoffwechsel an und fördert die Aufnahme von Sauerstoff und Nährstoffen in den Zellen. Er senkt den Blutdruck und lindert Nervosität und Stress. Untersuchungen haben gezeigt, dass die tägliche Einnahme von Ginseng die geistige Aufnahmefähigkeit steigert. Er wirkt ebenfalls gegen Magen- und Verdauungsbeschwerden, senkt den Blutzuckerspiegel und soll die Lebenserwartung steigern.

GINSENG-SUPPE

2 Karotten, in Scheiben
2 Stangen Sellerie, gehackt
2 mittelgroße Kartoffeln, gepellt und gewürfelt
1 Zwiebel, gehackt
1 EL Olivenöl
4 g getrocknete Ginsengwurzel
½ TL Salz
½ TL schwarze Pfefferkörner
2 l Wasser

Das Gemüse in dem Öl 5–6 Minuten andünsten, die anderen Zutaten zugeben. Aufkochen und 2 Stunden köcheln lassen, dabei gelegentlich umrühren. Alles im Mixer pürieren, abschmecken und heiß servieren.

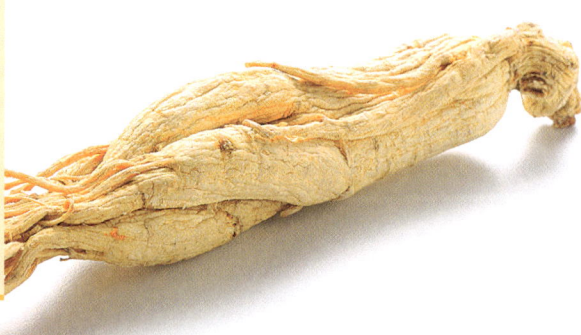

Knoblauch

Die Zwiebelpflanze stammt aus Asien und ist in der Küche wie auch als Medizin gern gesehen.

Knoblauch wird vor allem zur Behandlung von Erkältungen, Grippe und Halsschmerzen angewandt. Seine antiviralen, antibakteriellen und antifungalen Wirkstoffe helfen bei Entzündungen der Blase, Nieren und Ohren, bei Pilzinfektionen und Parasitenbefall. Er ist eine traditionelle Arznei gegen Arterienverkalkung, senkt den Blutzucker- und den Cholesterinspiegel und soll krebsvorbeugend wirken. Roher Knoblauch setzt das antibiotisch wirkende Allicin frei. Knoblauch ist verdauungsfördernd und verbessert die Nährstoffaufnahme.

EIGENSCHAFTEN
- lindert Erkältungen
- antibakteriell
- krebsvorbeugend
- antibiotisch

VERWENDUNG
- Zwiebel

KNOBLAUCH-SIRUP

1 Knoblauchzehe, zerdrückt
250 ml Wasser
Saft von ½ Zitrone
2 EL Honig

Knoblauch mit dem Wasser aufkochen und 10 Minuten ziehen lassen. Zitronensaft und Honig zugeben und 2–3 Minuten köcheln lassen. Wenn die Masse abgekühlt ist, in eine dunkle Glasflasche abseihen. Bei Erkältung dreimal pro Tag 2–3 TL einnehmen. Hält sich gekühlt bis zu 3 Wochen.

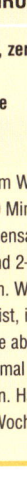

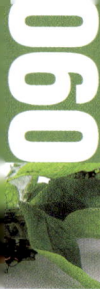

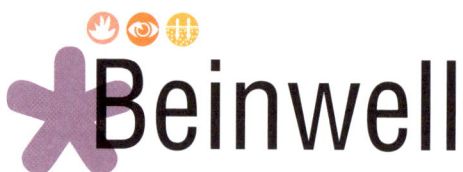

Beinwell

EIGENSCHAFTEN
- heilt Knochen und Knorpel
- gegen Hautkrankheiten

Achtung: Beinwell sollte nicht innerlich oder auf offenen Wunden angewendet werden.

VERWENDUNG
- Blätter und Wurzel

Die Wildpflanze ist mit dem Borretsch verwandt und in Großbritannien und Russland heimisch. Ihre Eigenschaften werden besonders bei der Wundbehandlung geschätzt.

Beinwell wurde schon um 400 v. Chr. kultiviert und war als Heilpflanze bereits den Griechen und Römern bekannt. Wie der Name schon sagt, ist er besonders effektiv bei der Heilung von angegriffenem Gewebe und Knochen. Beinwell enthält den Wirkstoff Allantoin, der das Zellwachstum fördert und besonders die Heilung von Haut, Knochen und Knorpel unterstützt. Allantoin wird sehr gut durch die Haut aufgenommen, weshalb sich Beinwell auch für Wundsalben eignet. Seine abschwel-

---

BEINWELL-SALBE *Bei Hämatomen*

200 g Vaseline oder Paraffin
30 g Beinwellblätter, grob gehackt
1 Stück Gaze

Vaseline oder Paraffin im Wasserbad auflösen, die gehackten Beinwellblätter zugeben und bei schwacher Hitze etwa 1 Stunde ziehen lassen. Das Wachs durch ein mit Gaze ausgelegtes Sieb in einen Glasbehälter abseihen und fest werden lassen.

lende Wirkung hilft sogar bei der Heilung von Knochenbrüchen. Er wird auch zur Behandlung von Psoriasis, Ekzemen und Krampfadern, Zerrungen und Prellungen angewandt. Neuere Forschungen haben ergeben, dass Beinwell rote Blutkörperchen zersetzt, was seine Wirksamkeit bei Hämatomen erklärt. Auch bei der Narbenbehandlung wird Beinwell eingesetzt.

Die innere Anwendung von Beinwell ist umstritten, denn die in ihm enthaltenen Pyrrolizidinalkaloide sollen leberschädlich sein.

> Beinwell wurde schon von den alten Griechen und Römern wegen seiner erstaunlichen Heilkraft geschätzt.

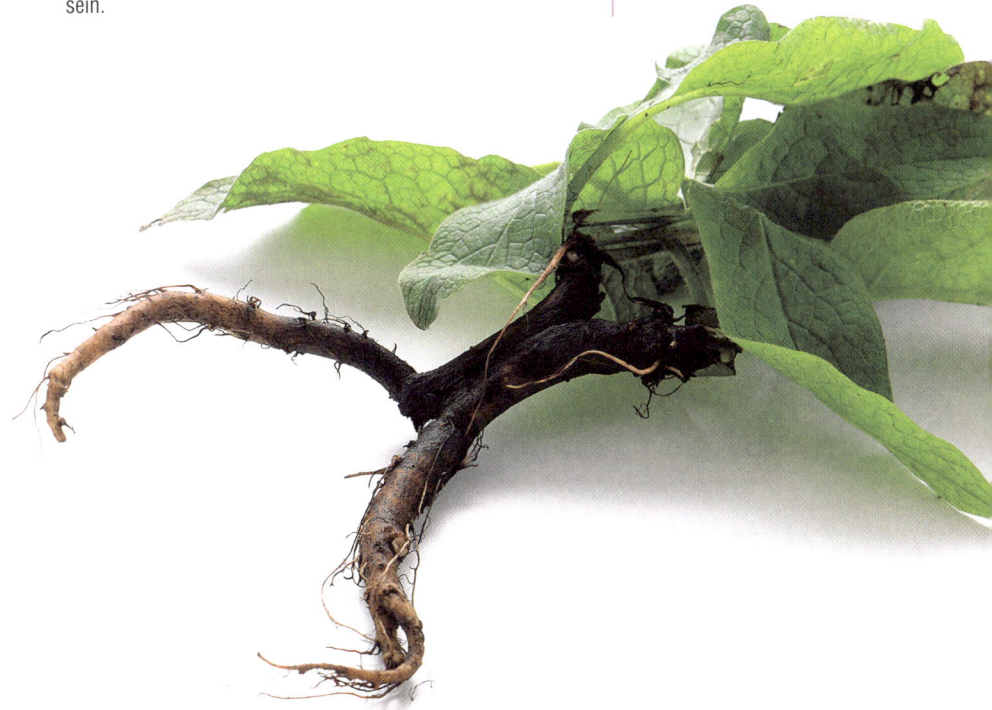

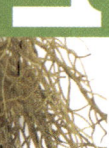

Trauben-Silberkerze

EIGENSCHAFTEN
- östrogenartig
- gegen Menstruationsbeschwerden
- gegen Rheuma und Arthritis
- nervenstärkend

VERWENDUNG
- Wurzel

Die Trauben-Silberkerze stammt aus Nordamerika und wurde seit jeher zur Behandlung von Frauenkrankheiten, besonders im Zusammenhang mit den Wechseljahren, angewendet.

Die östrogenähnlichen Eigenschaften der Trauben-Silberkerze sollen den Pegel des in der Hirnanhangdrüse produzierten luteinisierenden Hormons regulieren und dadurch Menstruationsbeschwerden und Probleme der Wechseljahre erleichtern. Die Trauben-Silberkerze hat außerdem entzündungshemmende Eigenschaften, die Rheuma und Arthritis lindern, sowie schleimlösende Wirkstoffe, die bei Asthma und Bronchitis helfen. Darüber hinaus wirkt sie beruhigend bei Nervosität.

TRAUBEN-SILBERKERZEN-AUFGUSS

20 g getrocknete oder 40 g frische Trauben-Silberkerzen-Blätter, gehackt
750 ml Wasser

Kräuter und Wasser aufkochen, die Hitze reduzieren und 20–30 Minuten ziehen lassen, bis die Flüssigkeit auf ca. 500 ml eingekocht ist. In einen Krug abseihen und abkühlen lassen. drei- bis viermal pro Tag 50 ml trinken. Hält sich abgedeckt im Kühlschrank etwa 48 Stunden.

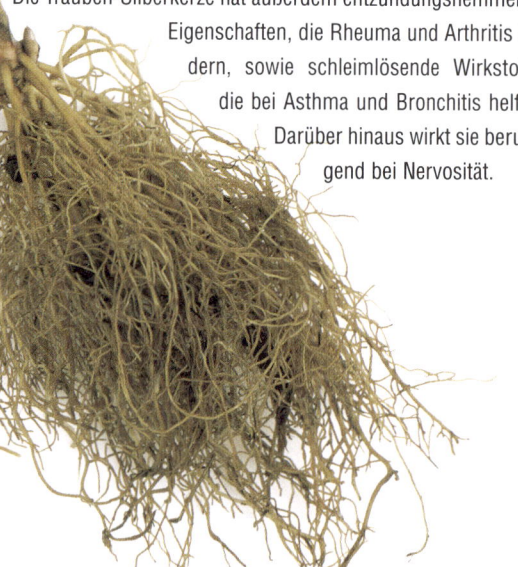

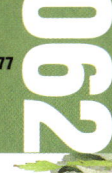

Rotulme

Die pulverisierte Rinde der Rotulme ist ein traditionelles Heilmittel der Indianer Nordamerikas und wird vor allem zur Stärkung und Heilung angewandt.

Die Rotulme enthält einen Schleimstoff, der Entzündungen der Magenwände lindert und auch beim Reizdarmsyndrom, bei Morbus Crohn und Darmkatarrh hilft. Als Brei angerührt, lindert sie Koliken des Kleinkindes. Rotulme wird auch gegen Halsschmerzen verabreicht. Äußerlich angewendet wirkt sie entzündungshemmend und schmerzstillend bei Wunden, Verbrennungen und Hautreizungen.

EIGENSCHAFTEN
- enthält Schleimstoffe
- verdauungsfördernd
- gegen Darmkatarrh
- schmerzlindernd

VERWENDUNG
- Rinde

ROTULMENTRUNK
Für Hals und Magen

1 TL Rotulmenpulver
1 TL Zucker
450 ml kochendes Wasser
Zimt, Ingwer oder Muskatnuss zum Abschmecken

Rotulmenpulver, Zucker und Wasser gut mischen, mit den Gewürzen abschmecken und bei Bedarf trinken. Mit Milch statt des Wassers wird das Getränk cremiger.

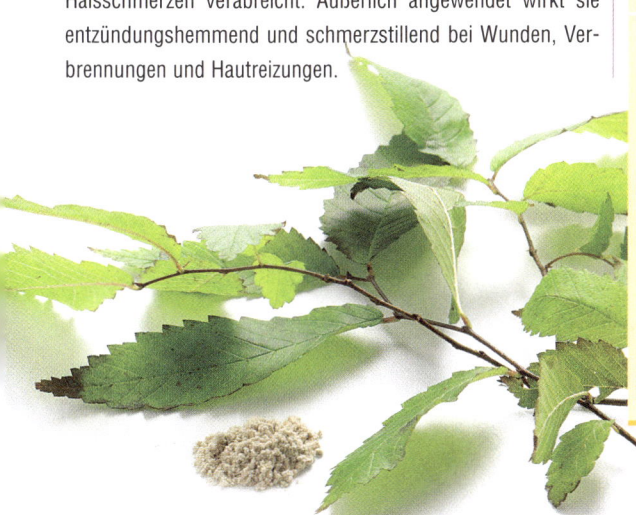

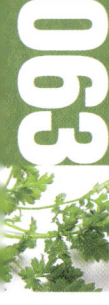

Mutterkraut

EIGENSCHAFTEN
- gegen Migräne
- gegen Frauenkrankheiten
- temperatursenkend

VERWENDUNG
- Blätter

Mutterkraut wird heute hauptsächlich gegen Migräne angewandt; früher war es ein Hausmittel gegen eine ganze Reihe von Beschwerden.

Die genaue Wirkweise des Inhaltsstoffes Parthenolid ist noch immer umbekannt, doch nimmt man an, dass er die Freisetzung des Migräne auslösenden Hormons Serotonin unterbindet. Mutterkraut wird, wie der Name andeutet, bei typischen Frauenbeschwerden angewandt. Es kann durch die Stimulierung der Gebärmutter das Einsetzen der Menstruation auslösen und wirkt entspannend und schmerzstillend bei Menstruationsbeschwerden. Mutterkraut wirkt temperatursenkend und hilft daher bei Hitzewallungen während der Wechseljahre.

MUTTERKRAUT-TINKTUR

200 g getrocknete oder 300 g frische Mutterkrautblätter, gehackt
1 l Alkohol
1 Stück Gaze

Die Kräuter mit dem Alkohol in ein Glasgefäß geben, Deckel fest schließen und gut schütteln. An einem kühlen, trockenen Ort 10–14 Tage stehen lassen, alle 1–2 Tage schütteln. Die Flüssigkeit durch ein mit Gaze ausgelegtes Sieb in eine dunkle Glasflasche abseihen. Bis zu dreimal pro Tag 5 Tropfen mit etwas Wasser einnehmen.

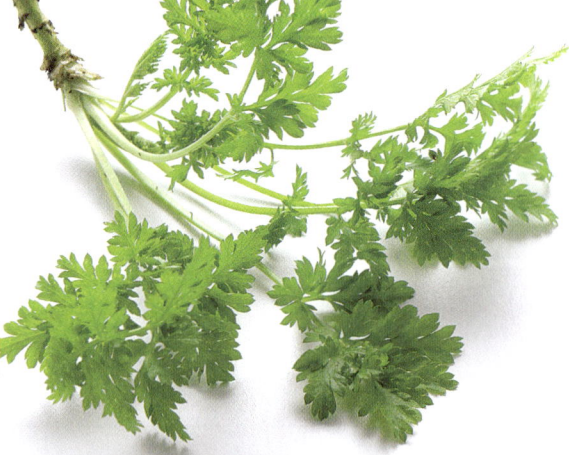

Meerrettich

Meerrettich wird meist als Gewürzbeilage zu Braten verwendet, um die Verdauung zu unterstützen, doch er ist auch ein traditionelles Arzneimittel.

Meerrettich regt die Magensäurebildung an und unterstützt dadurch die Verdauung. Durch den Wirkstoff Sinigrin, ein Senfölglycosid, wirkt er antibakteriell, antibiotisch und sogar krebsvorbeugend. Er ist harn- und schweißtreibend und daher gut gegen Fieber, Erkältungen und grippale Infekte. Seine schleimlösenden Wirkstoffe helfen bei Infektionen der oberen Atemwege, besonders der Stirnhöhlen. Seine krampflösenden und kreislaufanregenden Eigenschaften wirken lindernd bei Arthritis, Gicht und Rheuma.

EIGENSCHAFTEN
- antibiotisch
- krebsvorbeugend
- harntreibend
- gegen Stirnhöhlenvereiterung
- krampflösend

VERWENDUNG
- Wurzel

MEERRETTICH-AUFGUSS

1 TL Meerrettich, geschält, gerieben
250 ml Wasser
1 TL Honig

Wasser zum Kochen bringen und den Meerrettich einstreuen. Hitze reduzieren und noch 2 Minuten ziehen lassen, dann abseihen. Nach Belieben mit Honig süßen.

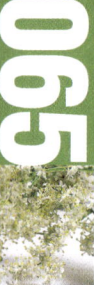

Holunder

Der Holunder wird auch „Arzneikoffer der Natur" genannt. Sowohl seine Beeren als auch die Blüten haben heilende Eigenschaften.

Holunder ist dafür bekannt, dass er das Immunsystem stimuliert und auf diese Weise Husten und Erkältungen wirksam bekämpft. Seine schweißtreibende Wirkung hilft bei Fieber. Er ist harntreibend und hilft dem Körper, Gifte auszuscheiden, daher wird er gern bei Arthritis angewandt. Holunder stärkt die Nasen- und Halsschleimhäute und kann dadurch Asthma, Bronchitis, Stirnhöhlenvereiterung und Heuschnupfen vorbeugen. Sein entzündungshemmender Wirkstoff Ursolsäure hilft bei rissiger Haut.

EIGENSCHAFTEN
- immunsystemstärkend
- schweißtreibend
- harntreibend
- gegen Atemwegsbeschwerden

VERWENDUNG
- Blüten und Beeren

HOLUNDERBLÜTEN-SALBE
Bei trockener, rissiger Haut

150 g Vaseline oder Paraffin
70 g Glyzerin
80 ml Wasser
30 g getrocknete oder 75 g frische Holunderblütendolden

Das Wachs im Wasserbad auflösen, Glyzerin, Wasser und Blüten zugeben. 3 Stunden lang ziehen lassen, dann durch ein mit Gaze ausgelegtes Sieb in einen dunklen Glasbehälter abseihen. Die befallene Stelle dreimal am Tag mit der Salbe einreiben. Die Salbe hält sich im Kühlen bis zu 3 Monate.

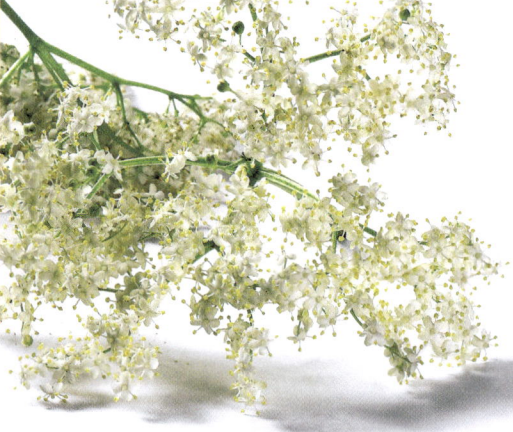

Thymian

Der aromatische Thymian wird seit Jahrhunderten in der Volksmedizin verwendet und ist noch heute eines der beliebtesten Küchenkräuter.

Thymian wirkt anregend und wird daher als Tonikum zur Nervenstärkung und zur Hebung des Allgemeinbefindens verabreicht. Seine antiseptischen, antibakteriellen und antiviralen Eigenschaften lindern Asthma, Husten und Erkältungen sowie Allergien. Thymian wirkt leicht örtlich betäubend und ist daher wirksam bei Mandelentzündungen. Äußerlich angewendet hilft Thymian bei der Wundheilung und bei Muskelschmerzen. Er schützt vor Pilzinfektionen der Nägel und bei Candida sowie Fußpilz.

EIGENSCHAFTEN
- nervenstärkend
- gegen Atemwegsbeschwerden
- wirkt örtlich betäubend
- antifungal

VERWENDUNG
- Blätter

THYMIAN-HUSTENSAFT
Bei Atemwegsbeschwerden

25 g frische Thymianblätter
25 g frische Borretschblüten und -blätter
2 kleine Zimtstangen
450 ml Wasser
Saft von 1 kleinen Zitrone
100 g Honig

Wasser, Kräuter und Zimt aufkochen. Die Flüssigkeit abseihen, in den Topf zurückgeben und noch 20 Minuten ziehen lassen. Zitronensaft und Honig zugeben und noch 5 Minuten ziehen lassen. Bei Bedarf 1 Teelöffel einnehmen.

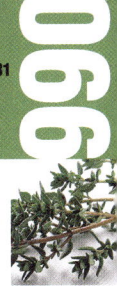
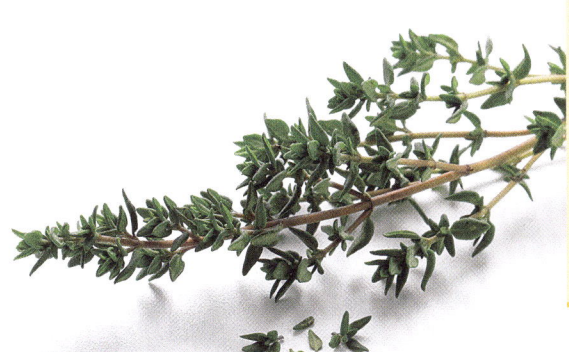

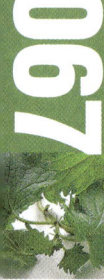

Brennnessel

Brennnesseln sind ein altbekanntes Rheumamittel. Dabei kommen sie dem gesamten Körper zugute, besonders den Nieren und den Nebennieren.

Die eisenreiche Pflanze ist ein ausgezeichnetes Tonikum bei Blutarmut. Die Blätter haben einen hohen Gehalt an Chlorophyll, der auf das Hormonsystem wirkt, und die Wurzel ist reich an Vitamin C, das das Immunsystem stärkt und gegen Heuschnupfen hilft. Brennnesseln wirken entzündungshemmend bei Allergien und Rheuma und werden schwangeren und stillenden Frauen zur Stärkung gegeben.

EIGENSCHAFTEN
- nahrhaft
- eisenhaltig
- chlorophyllhaltig

VERWENDUNG
- Blätter

BRENNNESSEL-TONIKUM

1 l Wasser
40–50 g Brennnesselblätter, gehackt

Wasser aufkochen, Brennnesselblätter zugeben und bei schwacher Hitze 5–10 Minuten ziehen lassen. Abseihen und bis zu dreimal pro Tag vor den Mahlzeiten 1 Tasse trinken.

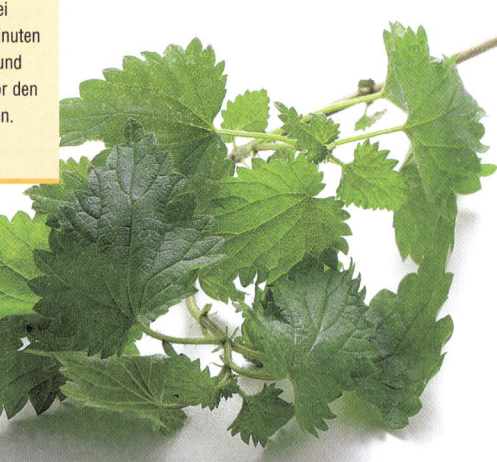

BRENNNESSEL/WEISSDORN

Weißdorn

Das Rosengewächs ist als Hausmittel altbekannt, wurde von der Wissenschaft aber erst in den 1890er Jahren als herzstärkende Pflanze entdeckt.

Die gefäßerweiternde Wirkung des Weißdorns macht diesen zu einem ausgezeichneten Heilmittel bei Bluthochdruck, Angina Pectoris und Herz-Rhythmus-Störungen. Er verbessert die Durchblutung des Gehirns und dadurch die Gedächtnisleistung. Seine entzündungshemmenden Wirkstoffe helfen bei Allergien. Daneben wirkt er sich entspannend auf den Magen-Darm-Trakt aus.

EIGENSCHAFTEN
- gefäßerweiternd
- gedächtnisstärkend
- entspannt den Magen-Darm-Trakt
- Nerventonikum

VERWENDUNG
- Blüten und Beeren

WEISSDORN-HERZTINKTUR

200 g getrocknete oder 300 g frische Weißdornblätter oder Beeren, gehackt
1 l Alkohol
1 Stück Gaze

Den Weißdorn in ein Glasgefäß geben, mit dem Alkohol übergießen. Deckel fest verschließen und schütteln. An einem kühlen, dunklen Ort 10–14 Tage stehen lassen, alle 1–2 Tage schütteln. Durch ein mit Gaze ausgelegtes Sieb in eine dunkle Glasflasche abseihen. Bis zu dreimal pro Tag 1 Teelöffel mit etwas Wasser oder Saft einnehmen. Die Tinktur hält sich bis zu 2 Jahren.

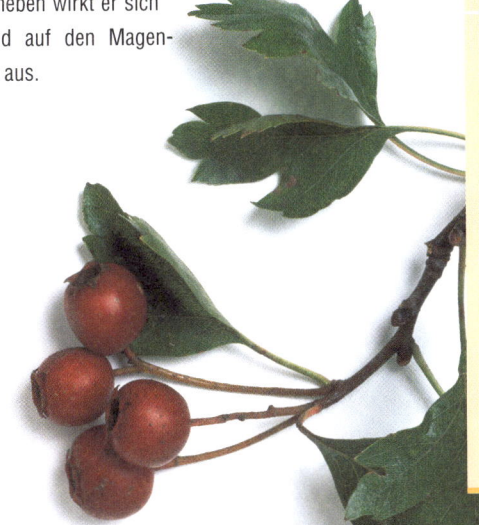

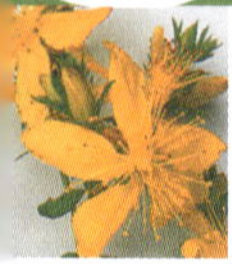

Johanniskraut

EIGENSCHAFTEN
- Antidepressivum
- gegen Erkältungen
- Nerventonikum
- adstringierend

VERWENDUNG
- Blüten

Schon immer gegen eine Vielzahl von Krankheiten eingesetzt, kennen wir Johanniskraut heute vor allem als mildes Antidepressivum.

Johanniskraut wirkt stimmungshebend und hilft bei Depressionen, Nervosität, Erschöpfung und Appetitmangel. Seine antiviralen Wirkstoffe bekämpfen Erkältungen, Herpes simplex und Hepatitis. Es ist ein traditionelles Heilmittel bei Fehlfunktionen des Nervensystems, besonders Neuralgien und Hexenschuss. Durch seine adstringente und harntreibende Wirkung hilft Johanniskraut auch gegen Harnwegsentzündungen.

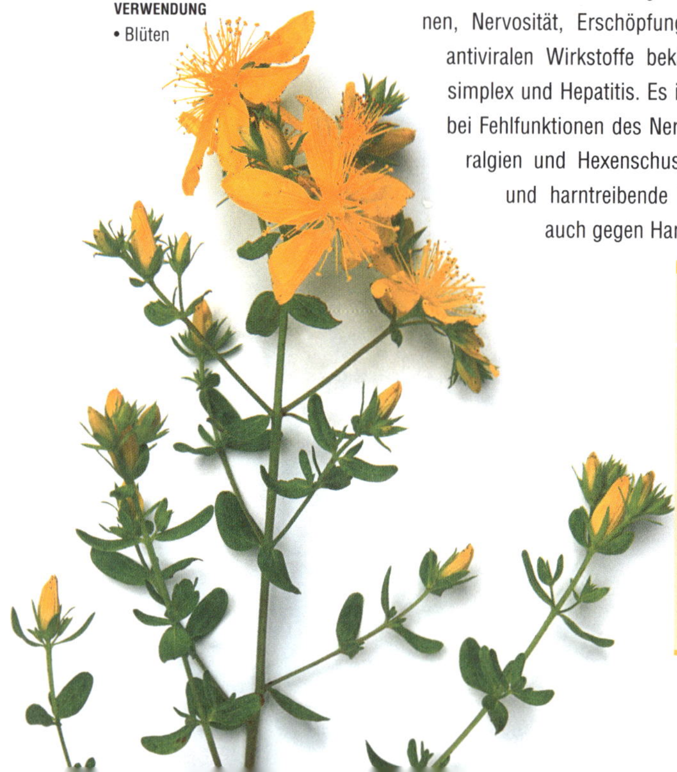

JOHANNISKRAUT-ÖL
Bei Hautentzündungen

1 Handvoll frische oder getrocknete Johanniskrautblüten
500 ml Olivenöl

Die Blüten in eine Glasflasche geben und mit dem Olivenöl aufgießen. Als Salatöl verwenden, dabei die Blüten in der Flasche lassen, jedoch aus der Nahrung entfernen.

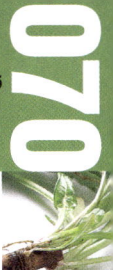

Chicorée

Wilder Chicorée wird in der Volksmedizin wegen seiner reinigenden und entgiftenden Wirkung als Frühlings-Tonikum geschätzt.

Chicorée ist nicht nur eine schmackhafte Salatpflanze, sondern regt auch die Leber und die Gallenproduktion an, wirkt daher entgiftend und hilft bei Gelbsucht. Auch für die Nieren ist er wohltuend, und er wird bei Entzündungen der Harnwege, bei Hautproblemen, Arthritis, Rheuma und Gicht verwendet. Er ist entzündungshemmend und beruhigt den Magen.

EIGENSCHAFTEN
- leberstärkend
- gegen Hautprobleme
- gegen Arthritis
- magenberuhigend

VERWENDUNG
- Wurzel und Blätter

ALTES CHICORÉE-HAUSMITTEL

1 kg frische Chicoréewurzel
500 g Streuzucker

Die Wurzeln gründlich waschen, dann in den Entsafter geben. Saft und Zucker aufkochen und noch 20 Minuten bei schwacher Hitze ziehen lassen, bis der Saft eine sirupartige Konsistenz hat. In einer dicht verschließbaren Flasche aufbewahren und ein- bis dreimal pro Tag 1 Teelöffel einnehmen.

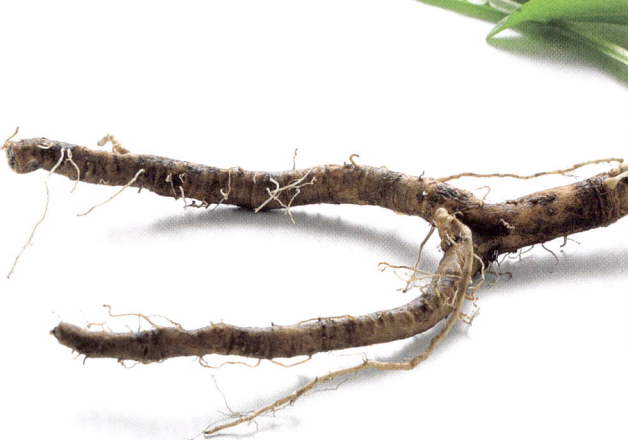

KRÄUTER

Lavendel

Der wunderbar duftende Lavendel ist seit dem Mittelalter als Duft- und Zierpflanze beliebt und wird in der Naturmedizin zur Stärkung der Nerven angewandt.

Lavendel wirkt nervenstärkend und beruhigend und hilft daher bei Nervosität, Kopfschmerzen, Schlaflosigkeit und Stress. Seine antibakterielle und antiseptische Wirkung wird gegen Akne, Ekzeme und Candida angewandt. Das ätherische Öl kann bei Bronchitis in Dampfbädern verwendet werden. Die prostaglandinhemmenden Wirkstoffe wirken schmerzstillend bei Verbrennungen und Insektenstichen. Lavendel ist zudem krampflösend und harntreibend.

EIGENSCHAFTEN
- beruhigend
- gegen Schlaflosigkeit
- Antihistaminikum

VERWENDUNG
- ganze Pflanze

LAVENDEL-KOMPRESSE
Bei Kopfschmerz und Verbrennungen

15 g getrockneter oder
30 g frischer Lavendel
250 ml Wodka
50 ml Wasser
1 Stück Küchenpapier
1 Stück Baumwollstoff

Den Lavendel in ein Glasgefäß geben, mit dem Wodka aufgießen und 7–10 Tage an einem dunklen, warmen Ort stehen lassen. Den Lavendel durch ein mit Küchenpapier ausgelegtes Sieb abseihen, in das Baumwolltuch einschlagen und auf die befallene Stelle auflegen oder ein Tuch in die Tinktur tauchen und die Haut damit betupfen.

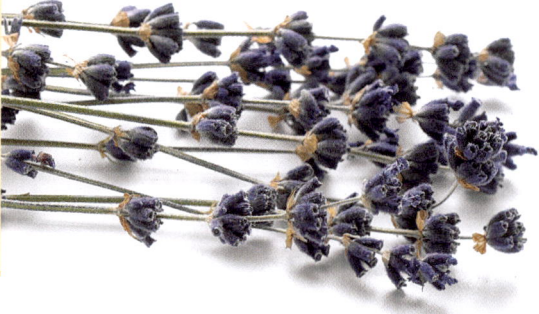

LAVENDEL/KAMILLE 87

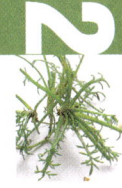

Kamille

Kamille kann als Heilmittel auf eine lange Geschichte zurückblicken – 1987 war sie in Deutschland „Arzneipflanze des Jahres".

Kamille ist ein Nerventonikum und wird gegen Nervosität und Schlaflosigkeit und sogar gegen die Aufmerksamkeitsdefizit-/Hyperaktivitätsstörung (ADHD) angewandt. Ihre antihistamine Wirkung wird zur Behandlung von Allergien eingesetzt. Durch entzündungshemmende und krampflösende Eigenschaften ist die Kamille wirksam gegen Verdauungsprobleme wie zum Beispiel das Reizdarmsyndrom sowie gegen PMS und Ekzeme. Sie ist leicht verträglich und wird daher gern bei Koliken und Zahnproblemen angewandt.

EIGENSCHAFTEN
- blähungstreibend
- beruhigend
- Antihistaminikum
- krampflösend
- für Kinder geeignet

VERWENDUNG
- ganzes Kraut

KAMILLEN-DAMPFBAD
Bei Hautproblemen

½ TL Kamillenblätter, gehackt
250 ml destilliertes Wasser

Kräuter und Wasser 30 Minuten lang ziehen lassen. Dann das kochend heiße Wasser in eine Schüssel gießen, den Kopf in sicherem Abstand darüber beugen und Kopf und Schüssel mit einem Handtuch bedecken. Etwa 30 Sekunden lang die Dämpfe einatmen, zwei- bis dreimal pro Tag wiederholen.

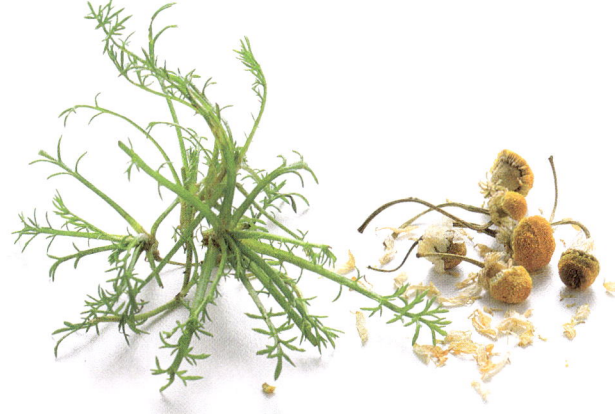

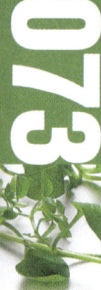

Sternmiere

EIGENSCHAFTEN
- schmerzstillend
- kühlend
- hautberuhigend

VERWENDUNG
- ganze Pflanze

Obwohl die aktiven Bestandteile der Sternmiere so gut wie unerforscht sind, wird sie in der Volksmedizin bei einer Reihe von Krankheiten angewandt.

Die Sternmiere wirkt lindernd und kühlend und wird daher bei Ekzemen, Windelausschlag und sogar bei Windpocken angewandt. Als Kompresse wirkt sie gegen Bindehaut- und Ohrenentzündung. In der traditionellen chinesischen Medizin behandelt man mit der Sternmiere alle möglichen Beschwerden, von Asthma und Verdauungsstörungen über Nasenbluten bis hin zu Rheuma.

STERNMIERENÖL
Bei Rheuma und Hautproblemen

**375 g frische Sternmiere (Blätter und Blüten)
225 ml Sonnenblumenöl**

Das Öl im Wasserbad erhitzen und die Sternmiere dazugeben. 2 Stunden bei schwacher Hitze ziehen lassen, nach Bedarf Wasser zugeben. Das Öl in eine Flasche abseihen. Bei Bedarf direkt auf die Haut tupfen oder 1 Esslöffel Öl ins Badewasser geben.

> Im antiken Griechenland wurde die Sternmiere bei Ohren- und Augenkrankheiten angewendet.

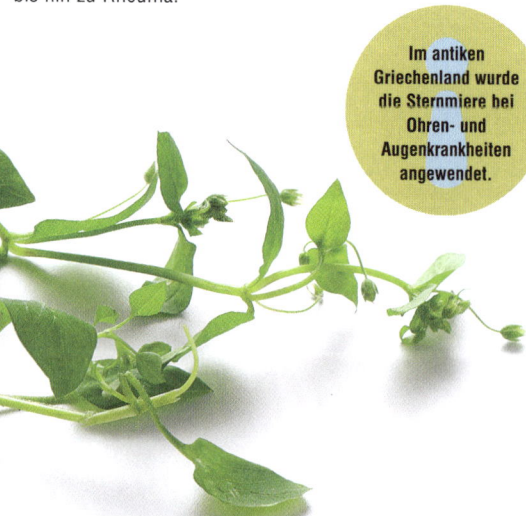

Teebaum

Der aus Australien stammende Teebaum ist mit der Gewürznelke verwandt und hat eine natürliche antiseptische Wirkung.

Teebaum wirkt antibakteriell, antifungal und antiseptisch und ist daher sehr wirksam gegen eine Reihe von Erkrankungen, besonders bei Hautproblemen wie Ringelflechte, Insektenstichen, Akne, Fußpilz sowie bei Candida-Infektionen. Als Mundwasser beugt er Parodontose vor, als Gurgelwasser hilft er bei Halsschmerzen. Teebaum ist auch ein effektives Heilmittel gegen Husten und Erkältungen.

EIGENSCHAFTEN
- antifungal
- antiseptisch
- gegen Hauterkrankungen
- gegen Entzündungen der Mundhöhle

VERWENDUNG
- Blätter

TEEBAUM-WASSER

1 TL getrocknete oder
2 TL frische Teebaumblätter
250 ml kochendes Wasser

Die Blätter mit dem heißen Wasser übergießen und 5–10 Minuten einwirken lassen, dann abseihen. Die befallene Hautstelle in dem abgekühlten Wasser baden, bei Bedarf wiederholen.

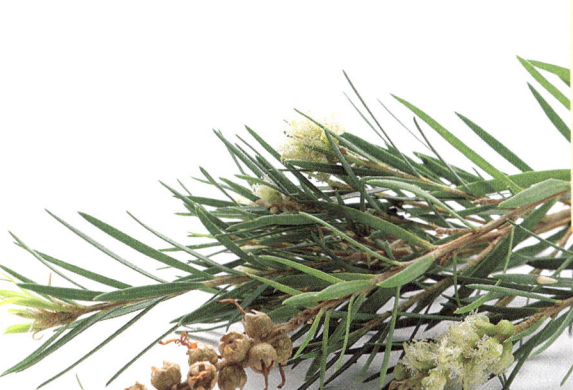

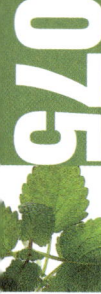

KRÄUTER/GEWÜRZE

Zitronenmelisse

Die Zitronenmelisse mit ihrem angenehmen Zitrusaroma ist ein beliebtes Heil- und Küchenkraut.

Wegen ihrer beruhigenden Wirkung wird sie bei Menstruationsbeschwerden, Kopfschmerzen, Verdauungsproblemen, zur Wundheilung und gegen Nervosität und Schlaflosigkeit angewandt. Sie regt Leber und Galle an und ist daher verdauungsfördernd. Sie ist außerdem wirksam gegen Übelkeit, Koliken und das Reizdarmsyndrom. Ihre antibakteriellen, antifungalen und schleimreduzierenden Eigenschaften machen sie zu einer effektiven Arznei gegen Husten und Erkältungen. Äußerlich angewendet hilft sie bei Schwellungen, Insektenstichen und Herpes.

EIGENSCHAFTEN
- beruhigend
- regt Leber und Galle an
- verdauungsfördernd
- schleimreduzierend

VERWENDUNG
- ganze Pflanze

ZITRONENMELISSENSALBE
Bei Insektenstichen und Herpes

1 Handvoll Zitronenmelissenblätter, frisch oder getrocknet
250 ml Mandelöl
25 g Bienenwachs
½ EL Vitamin-E-Öl
1 Stück Gaze

Die Kräuter in ein Glasgefäß geben und mit dem Mandelöl übergießen. 2 Wochen ziehen lassen, dabei täglich schütteln, dann durch die Gaze abseihen. In einem Topf das Wachs auflösen, das Kräuteröl zugeben und gut mischen. Bei ausgeschalteter Hitze das Vitamin-E-Öl zugeben. Kühl aufbewahren.

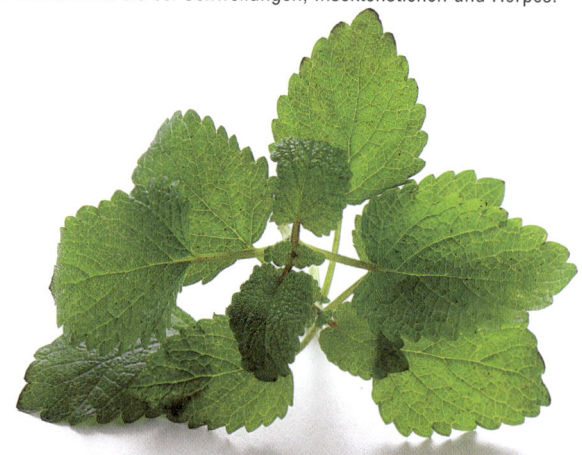

Zimt

Der aromatische und heilkräftige Zimt stammt aus Indien und hat sich inzwischen zu einem der weltweit beliebtesten Gewürze entwickelt.

Zimt wirkt anregend und wärmend und ist ein traditionelles Heilmittel gegen Übelkeit, Erbrechen und Durchfall, Muskelschmerzen sowie Symptome von Viruserkrankungen wie Erkältungen und Grippe. Er ist schweißtreibend und hilft damit, bei Fieber die Körpertemperatur zu senken. Auch gegen leichte Lebensmittelvergiftungen ist Zimt hilfreich, ebenso bei Zahnfleischbluten. Als Mundwasser gegen Mundgeruch ist Zimt ein bewährtes Mittel.

> Schon im Mittelalter schätzte man Zimt sowohl wegen seiner geschmacklichen als auch wegen seiner heilenden Eigenschaften.

EIGENSCHAFTEN
- wärmend und anregend
- schmerzstillend
- krampflösend
- antiseptisch
- antiviral

VERWENDUNG
- innere Rinde und Zweige

ZIMT-TEE
Bei Fieber und Erkältungen

1 gehäufter TL Zimt, gemahlen
Honig zum Süßen

Den Zimt in eine Tasse geben und mit kochendem Wasser übergießen. 5 Minuten ziehen lassen, dann abseihen und nach Geschmack mit Honig süßen. Innerhalb von 2 Stunden 1–2 Tassen trinken.

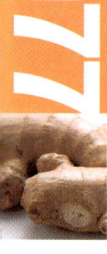

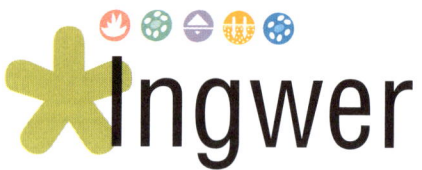

Ingwer

EIGENSCHAFTEN
- gegen Übelkeit
- blähungstreibend
- kreislaufanregend
- immunsystemstärkend
- gegen Husten

VERWENDUNG
- Wurzel

Ingwer ist nicht nur eines der beliebtesten Gewürze, sondern auch eine der ältesten Heilpflanzen der Welt und soll der Sage nach aus dem Garten Eden stammen.

Die Tropenpflanze wurde in Indien und China schon im 5. vorchristlichen Jahrtausend verwendet und ist als Arznei und als Gewürz beliebt. Sein typisches Aroma, seine Schärfe sowie seine anregende Wirkung sind dem aktiven Wirkstoff Gingerol zu verdanken.

Die ätherischen Öle des Ingwers wirken auf das Verdauungssystem, indem sie die Produktion von verdauungsfördernden Enzymen anregen und Symptome wie Seekrankheit oder morgendliche Übelkeit unterdrücken. Ingwer stärkt das Immunsystem und fördert das Wohlbefinden, indem er Energiestaus

---

INGWER-ZITRONEN-HUSTENSAFT

115 g Ingwerwurzel
500 ml Wasser
Saft und abgeriebene Schale von 1 unbehandelten Zitrone
1 Prise Cayennepfeffer

Die Ingwerwurzeln in Scheiben schneiden (Schälen ist unnötig) und mit Wasser, Zitronenschale und Cayennepfeffer aufkochen. Deckel auflegen und 20 Minuten köcheln lassen. Vom Herd nehmen und den Zitronensaft zugeben. Bei Beschwerden 1 Tasse trinken. Der Saft hält sich 2–3 Tage.

durch unverdaute Nahrung oder der Ansammlung von Körpergiften vorbeugt. Aufgrund der wärmenden, lindernden Wirkung ist Ingwer ein beliebtes Hausmittel bei Grippe und Erkältungen. Er wirkt schweißtreibend und dadurch fiebersenkend, befreit die Lungen von Schleimablagerungen und löst den Husten. Seine entkrampfende Wirkung hilft bei Schmerzen und Entzündungen, Magengeschwüren, Allergien und Asthma. Er regt den Blutkreislauf an und senkt den Blutdruck.

Bereits der römische Gourmet Apicius verwendete Ingwer in süßen und pikanten Saucen.

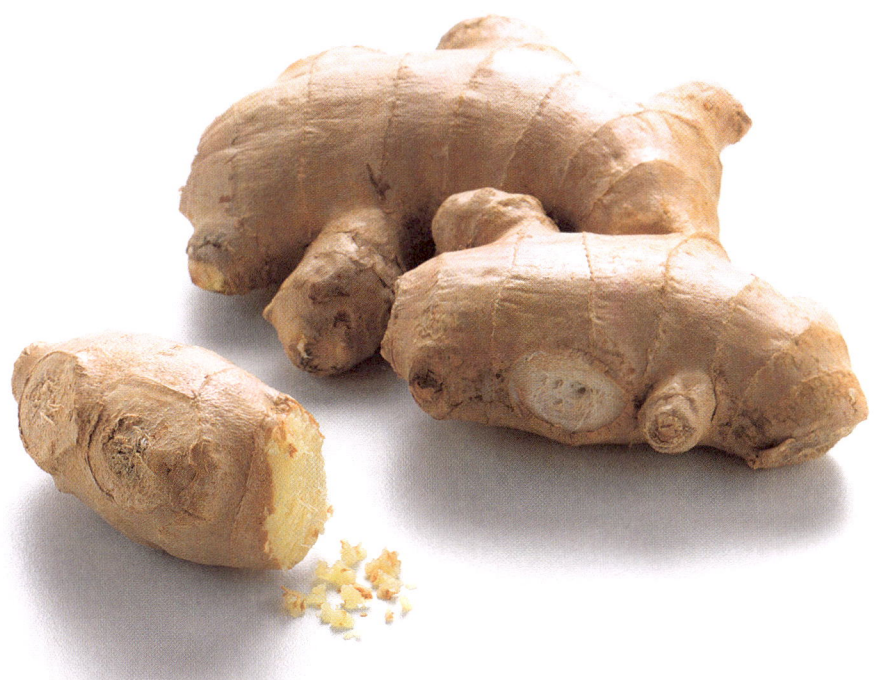

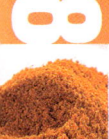
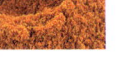

EIGENSCHAFTEN
- leberstärkend
- gallenstärkend
- schmerzstillend
- krebsvorbeugend
- cholesterinsenkend

VERWENDUNG
- Wurzel

Kurkuma

Kurkuma ist eines der meistverwendeten Gewürze in der orientalischen Küche, hat daneben jedoch auch medizinische Bedeutung.

Kurkuma wird in der traditionellen chinesischen Medizin nicht nur zur Behandlung von Beschwerden der Leber und Galle verwendet, zum Beispiel von Gelbsucht und Gallensteinen, sondern auch bei Frauenleiden und Hautkrankheiten. Das Gewürz hat entzündungshemmende und schmerzstillende Wirkstoffe und lindert Arthritis und Rheuma sowie Verdauungsprobleme. Es ist reich an Antioxidantien und enthält den antibakteriellen Wirkstoff Curcumin, der auch zur Krebsprophylaxe verwendet wird. Kurkuma wirkt blutverdünnend und senkt den Cholesterinspiegel.

KURKUMA-PACKUNG
Bei Hautentzündungen

1 Stück frische Kurkumawurzel
1 Stück Gazebinde

Die Kurkumawurzel im Mixer zerkleinern. 1 TL Pulver mit Wasser zu einer Paste verrühren, in die Gazebinde einschlagen und auf der befallenen Stelle befestigen. 20 Minuten einwirken lassen und anschließend wegwerfen. Dreimal pro Tag wiederholen.

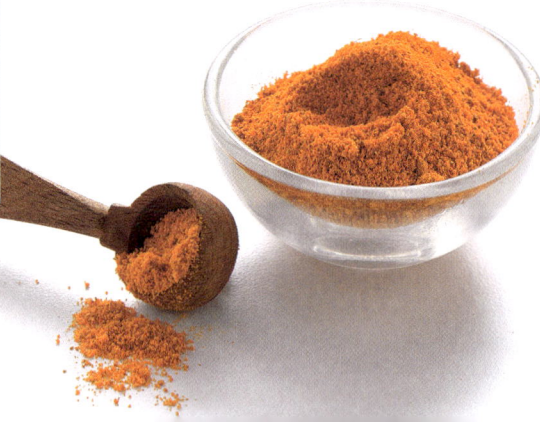

Cayennepfeffer

Der pikante Cayennepfeffer kam im 16. Jahrhundert in den Westen. Als Basis dienen Chillies, daher hat auch der Pfeffer ähnliche Eigenschaften.

Cayennepfeffer enthält den Wirkstoff Capsaicin, der aufgrund seiner wärmenden Wirkung ein gutes Kreislaufmittel ist. Äußerlich angewendet desensibilisiert Capsaicin die Nervenenden, es lindert dadurch Hautreizungen und fördert die lokale Durchblutung. Das Gewürz wird bei Psoriasis, Neuralgien, Kopfschmerzen und Arthritis verabreicht, lindert Blähungen und Koliken, fördert die Produktion von Verdauungssäften und stimuliert den Stoffwechsel.

Der Name leitet sich von der Hauptstadt des französischen Übersee-Departements Französisch-Guayana ab.

EIGENSCHAFTEN
- anregend
- kreislauffördernd
- gegen Blähungen und Koliken
- fördert den Stoffwechsel

VERWENDUNG
- frische und getrocknete Schote

CAYENNE-ÖL
Für die Haut

100 g Cayennepfeffer, fein zermahlen
500 ml Oliven- oder anderes Pflanzenöl

Cayennepfeffer und Öl im Wasserbad bei schwacher Hitze 2–3 Stunden köcheln lassen. Das abgekühlte Öl in eine dunkle Glasflasche abseihen und bei Bedarf die Haut damit einreiben.

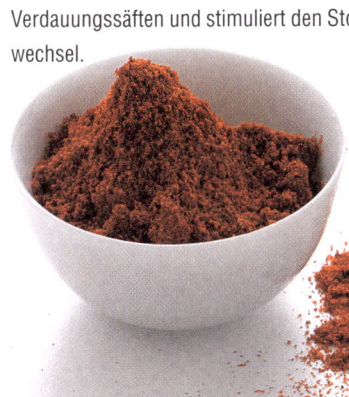

Anis

EIGENSCHAFTEN
- anregend
- östrogenartig
- entkrampfend

VERWENDUNG
- Samen und Fruchthülle

Anis und das in Geruch und Geschmack äußerst ähnliche Sternanis sind seit Jahrhunderten bekannte Gewürze und Hausmittel.

Anissamen werden gegen Magenkrämpfe, Koliken und Blähungen angewandt. Ihre schleimlösende und auswurffördernde Wirkung ist hilfreich bei Bronchitis und Reizhusten. Die schwach östrogenartige Wirkung fördert die Milchproduktion bei stillenden Frauen. Sternanis hat ähnliche Eigenschaften, wirkt jedoch zusätzlich entkrampfend auf die Muskulatur und hilft bei Rheuma, Rückenschmerzen und Leistenbruch. Auch bei Zahnschmerzen verwendet man Sternanis. Sowohl Anis als auch Sternanis wirken anregend auf den Herzkreislauf.

HONIGBIRNEN MIT ANIS
Bei Husten

½ TL Anis
1 Birne, entkernt und in Scheiben
1 getrocknete Feige
1 Dattel
1 TL Honig

Alle Zutaten in einem Topf aufkochen, Deckel auflegen und bei schwacher Hitze 45 Minuten köcheln lassen. Sofort servieren.

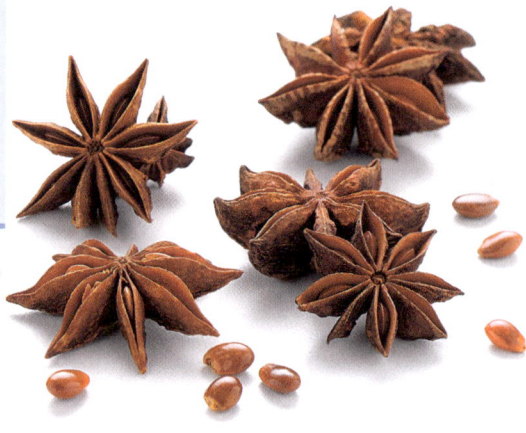

ANIS/MUSKATNUSS 97

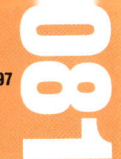

Muskatnuss

Die Muskatnuss ist seit dem 6. Jahrhundert eine wichtige Komponente des Gewürzhandels. Man schätzt sie seit jeher wegen ihrer verdauungsfördernden Wirkung.

Muskatnuss wirkt anregend und schmerzstillend auf Magen und Verdauungstrakt und hilft gegen Übelkeit und Erbrechen. Sie wird ebenfalls bei Magen-Darm-Entzündungen und gegen Durchfall angewandt. In der ayurvedischen Medizin wird Muskatnuss bei Schlaflosigkeit und Husten eingesetzt und soll für eine schöne Haut sorgen. Ihre lindernde Wirkung ist kreislauffördernd und heilt Rheuma und Ekzeme.

EIGENSCHAFTEN
- anregend
- gegen Übelkeit
- gegen Durchfall
- gut für die Haut

VERWENDUNG
- Samen

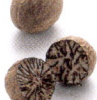

MUSKATNUSS-SALBE
Bei Rheuma und Hautentzündungen

50 g Vaseline
1 TL Muskatnuss, grob zerstoßen
6 Tropfen Neroli-Öl
1 Stück Gaze

Die Vaseline im Wasserbad auflösen, Muskatnuss einrühren und bei schwacher Hitze 30 Minuten ziehen lassen. Durch die Gaze abseihen, etwas abkühlen lassen und das Öl zugeben. In einen Glasbehälter füllen und abkühlen lassen.

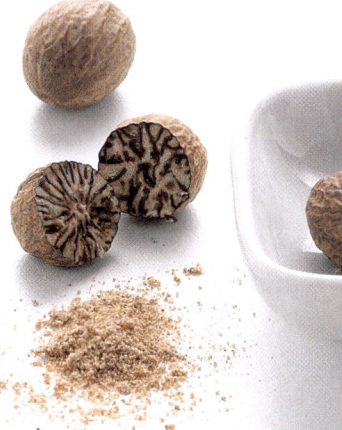
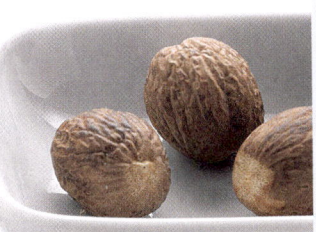
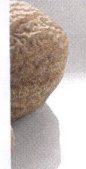

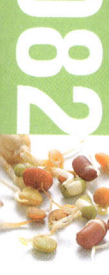

Sprossen

Chinesische Ärzte entdeckten bereits vor mehr als 5000 Jahren, dass Pflanzensprossen reich an Enzymen, Nährstoffen und natürlichen Zuckern sind.

Durch die Keimung werden die in den Samen noch latenten Enzyme freigesetzt. Die ebenfalls in den Samen enthaltene Stärke wird in natürliche Fruchtzucker umgewandelt. Sprossen sind leicht verdaulich und versorgen den Körper prozentual mit mehr Nährstoffen als jedes andere Nahrungsmittel. Sie unterstützen die Funktion der Körperzellen und fördern durch ihren hohen Vitamin-C-Gehalt das Immunsystem. Manche Sprossen sollen sogar krebshemmende Wirkstoffe enthalten.

EIGENSCHAFTEN
- reich an Enzymen
- nährstoffreich
- gut verdaulich
- krebshemmend

VERWENDUNG
- gekeimter Samen

SPROSSENSALAT

200 g Mungbohnen-Sprossen
200 g Alfalfa-Sprossen
50 g Bockshornklee-Sprossen
1 mittelgroßer Salatkopf, fein gehackt
50 g Sonnenblumen-Sprossen, fein gehackt
Salatdressing nach Wahl

Alle Zutaten mischen, mit dem Dressing beträufeln und sofort servieren.

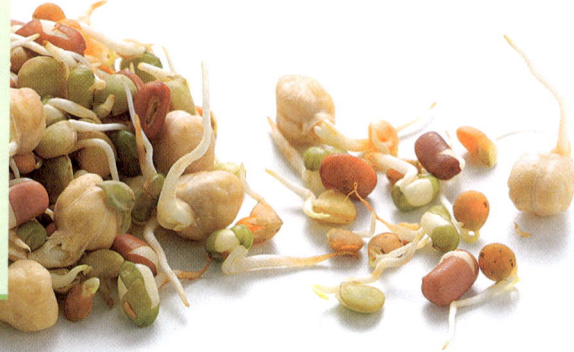

SPROSSEN/ALGEN 99

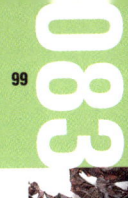

Algen

Algen gehören zu den ältesten Lebensformen unseres Planeten und sind vollgepackt mit gesunden Nährstoffen, vor allem Mineralstoffen.

Algen sind reich an Kalium, Magnesium, Calcium und Eisen und kommen dadurch dem gesamten Körper zugute. Aufgrund ihres hohen Jodgehalts wirken sie verdauungsfördernd und helfen bei Magengeschwüren. Schleimstoffe entsäuern das Blut und wirken dadurch Rheuma entgegen. Algen stimulieren den Leberstoffwechsel und helfen bei PMS, Kopfschmerzen und Hautproblemen. Sie sind außerdem ein ausgezeichnetes Hilfsmittel bei der Lymphdrainage.

EIGENSCHAFTEN
- jodhaltig
- stärkt die Schilddrüse
- stoffwechselfördernd
- schleimbildend
- leberstärkend
- lymphreinigend

VERWENDUNG
- ganze Pflanze

ALGEN-REIS-TOPF

**2 EL Wakame-Algen
625 ml warmes Wasser
½ Zwiebel, gehackt
2 Knoblauchzehen, gehackt
200 g Vollkornreis**

Die Algen spülen und in dem warmen Wasser 5 Minuten einweichen, dann ausdrücken und hacken. Die Zwiebel in 1 EL des Algenwassers 2 Minuten glasig dünsten. Die übrigen Zutaten und das restliche Algenwasser zugeben, aufkochen lassen und auf schwacher Hitze 35 Minuten garen.

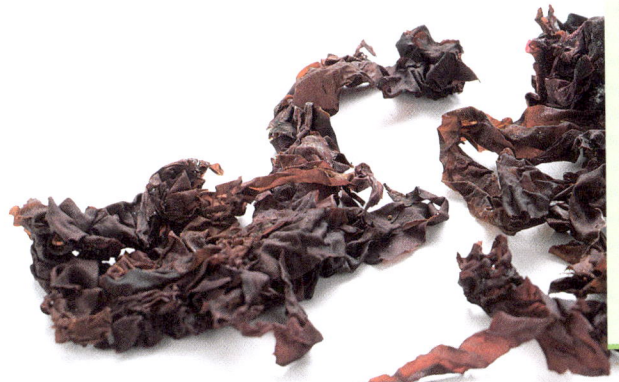

Weizengras

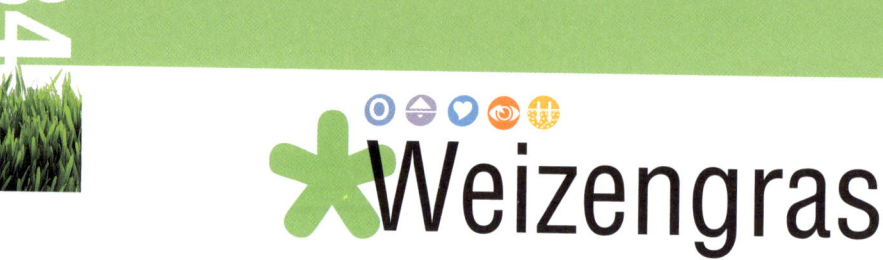

EIGENSCHAFTEN
- nährstoffreich
- nahrhaft
- proteinhaltig
- chlorophyllhaltig
- reinigend und heilend
- antiseptisch

VERWENDUNG
- Grashalme

> Eine Handschrift aus biblischer Zeit beschreibt Weizengras als ideale Nahrung.

Weizengras – eigentlich junge Sprossen der Weizenpflanze – wurde in den 1930er Jahren als Vollwert-Nahrungsmittel entdeckt.

Frisches Weizengras enthält viele Enzyme und Aminosäuren sowie alle B-Vitamine, Vitamin A, C, E und K, Calcium, Magnesium, Mangan, Phosphor, Kalium, Zink und Selen. Es besteht zu 40 Prozent aus Proteinen und fördert daher die Wundheilung. Die Feststoffe des Weizengrases bestehen zu 70 Prozent aus Chlorophyll, das den Hämoglobinmolekülen sehr ähnlich ist. Es unterstützt die Herzfunktion, das Herz-Kreislauf-System, den Verdauungstrakt, die Gebärmutter und die Lungen. Chlorophyll schützt zudem vor Blutarmut, erweitert die Blutgefäße und wirkt dadurch blutdrucksenkend. Es ist ein wirksames Antioxidans und fördert die Entgiftung des Körpers. Chloro-

WEIZENGRAS-PACKUNG

| 1 Packung frisches Weizengras
1 Stück Watte
Gazebinde | 2 Handvoll Weizengras in den Entsafter geben und die Watte in dem Saft tränken. Leicht ausdrücken und mit der Gazebinde auf der befallenen Stelle befestigen. | 20 Minuten einwirken lassen, dann wegwerfen. Die Prozedur, wenn nötig, bis zu dreimal pro Tag wiederholen. |

phyll unterstützt die Heilung von entzündeten Geschwüren und ist allgemein gut für die Haut. Seine antiseptische Wirkung hilft bei Zahnfleischbluten, Magengeschwüren, Parodontose und Halsschmerzen.

WEIZENGRAS-SAFT

1 Packung frisches Weizengras

Das Weizengras büschelweise mit einem scharfen Messer kurz über der Wurzel abschneiden. Unter kaltem Wasser abspülen, in den laufenden Entsafter geben und hineinpressen, bis Flüssigkeit herausläuft. Mit 2–3 Büscheln wiederholen. 2 Esslöffel pro Tag einnehmen.

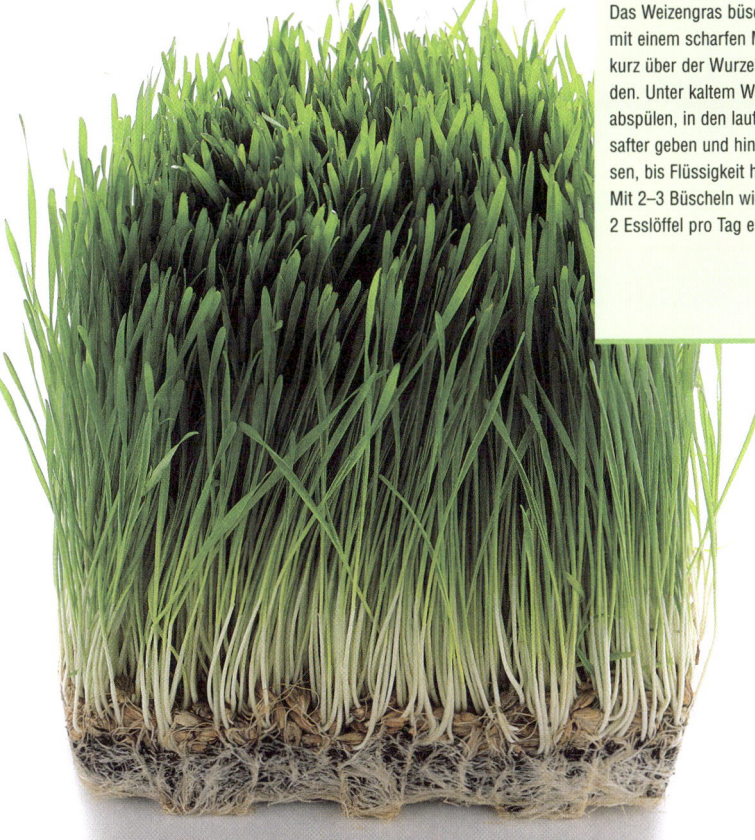

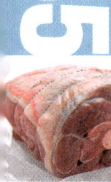

Lamm

Das Lamm ist ein traditionelles Symbol für die Auferstehung und das ewige Leben.

Wie rotes Fleisch allgemein ist Lamm reich an Proteinen und eine wichtige Eisen- und Zinkquelle. Eisen unterstützt die Aufnahme von Sauerstoff im Blutkreislauf, hilft gegen Blutarmut und Ermüdung, während Zink für das optimale Funktionieren des Immunsystems unabdingbar ist und vor Erkältungen, Infektionen und anderen Krankheiten schützt. Nach der traditionellen chinesischen Medizin kräftigt der Verzehr von Lamm den Blutkreislauf, schützt vor Kälte und soll sogar bei postnataler Depression helfen.

EIGENSCHAFTEN
- proteinhaltig
- blutbildend
- immunsystemstärkend
- kreislaufstärkend

VERWENDUNG
- Lammfleisch

LAMMKÖFTE

450 g Hackfleisch vom Lamm
1 große Zwiebel, gerieben
1 TL Salz
30 g frische Petersilie, gehackt
¼ TL schwarzer Pfeffer
1 TL Piment

Alle Zutaten mischen und für 1 Stunde in den Kühlschrank stellen. Zu Bällchen formen und zu mehreren auf Grillspieße stecken. Von allen Seiten goldbraun grillen.

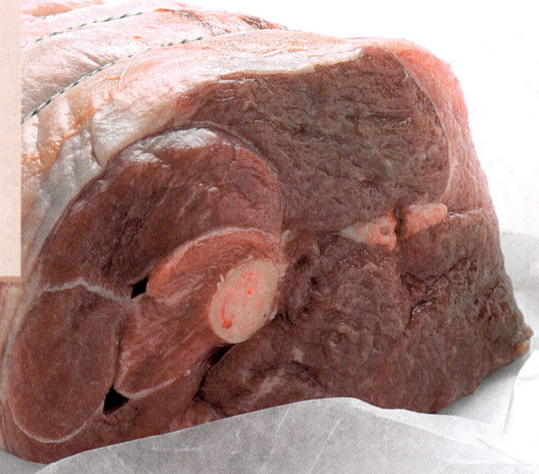

LAMM/RIND

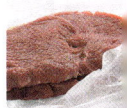

Rind

In Großbritannien war das schmackhafte, kräftigende Rindfleisch bis ins 13. Jahrhundert der normannischen Herrschaftsklasse vorbehalten.

Rindfleisch ist eine reiche Quelle an tierischen Proteinen und enthält viel Zink, Eisen und zahlreiche Vitamine des B-Komplexes. Es beugt chronischer Erschöpfung, Blutarmut, Verdauungsstörungen, Depressionen und Stimmungsschwankungen vor. Nach der traditionellen chinesischen Medizin unterstützt Rindfleisch den Stoffwechsel, senkt den Blutzuckerspiegel und stärkt die Knochen. Es enthält konjugierte Linolsäure, die krebsvorbeugend wirkt und bei der Umwandlung von Körperfett in Energie hilft.

EIGENSCHAFTEN
- enthält Eisen, Zink und B-Vitamine
- blutbildend
- gegen Stimmungsschwankungen

VERWENDUNG
- Rindfleisch

PFEFFERSTEAKS

4 Filetsteaks
2 EL Olivenöl
6 EL Pfefferkornmischung, zerstoßen
2 Knoblauchzehen, zerdrückt
40 g Butter
Salz und Pfeffer

Die Steaks mit dem Olivenöl und Knoblauch einpinseln und in dem zerstoßenen Pfeffer wenden. Die Butter in einer großen Pfanne erhitzen und die Steaks auf mittlerer Temperatur auf jeder Seite 3–4 Minuten braten. Mit Salz und Pfeffer abschmecken.

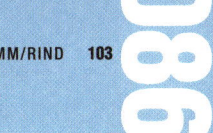

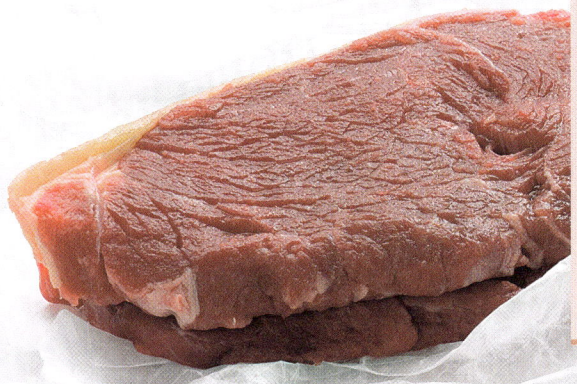

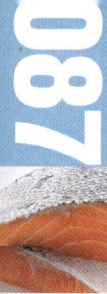

Lachs

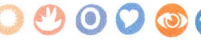

Er ist reich an Omega-3-Fettsäuren und Mineralien und sollte auf keinem Speiseplan fehlen.

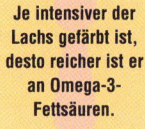

Je intensiver der Lachs gefärbt ist, desto reicher ist er an Omega-3-Fettsäuren.

Lachs ist nicht nur ein guter Proteinlieferant, sondern auch reich an Mineralstoffen und B-Vitaminen. Seine Omega-3-Fettsäuren regulieren das Immunsystem, senken den Blutdruck und den Cholesterinspiegel, wirken entzündungshemmend und sollen Erkrankungen des Zentralnervensystems und sogar Krebs vorbeugen. Lachs ist besonders gut für Arthritispatienten und hilft bei Psoriasis und Ekzemen.

EIGENSCHAFTEN
- enthält Omega-3-Fettsäuren
- gut für die Haut
- nervenstärkend
- ausgleichend

VERWENDUNG
- Lachsfleisch

PIKANTES LACHSFILET

500 g Lachsfilet
½ TL getrocknete Chilischote, zerstoßen
¼ TL Paprika
4 TL Olivenöl
Salz und Pfeffer
4 TL frischer Koriander, gehackt

Den Lachs in vier Portionen teilen. Mit der Haut nach unten in eine Grillpfanne legen, mit den Gewürzen bestreuen und 6–8 Minuten garen. Auf Teller verteilen und mit dem gehackten Koriander bestreut servieren.

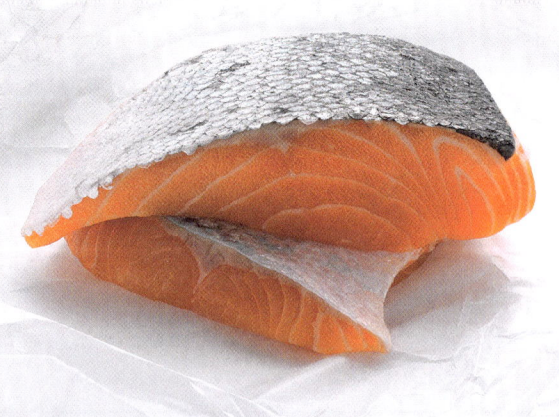

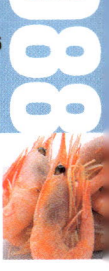

Garnelen

Garnelen sind Krustentiere und einer der besten Lieferanten an leicht verdaulichem Protein erster Qualität.

Garnelen sind reich an den Antioxidantien Zink und Selen, die gegen Erkältungen und Infektionen wirken, das Herz stärken und vor Brust- und Prostatakrebs schützen. Sie enthalten viel blutbildendes Vitamin B12 sowie das schilddrüsenstärkende Jod, knochenfestigendes Calcium und Omega-3-Fettsäuren für gesunde Haut und einen ausgeglichenen Hormonhaushalt.

Garnelen sollten in der Schale gekauft werden, da sie dann intensiver schmecken.

EIGENSCHAFTEN
- enthalten Zink und Selen
- reich an Vitamin B12
- schilddrüsenstärkend

VERWENDUNG
- ganze Garnele ohne Schale

KARIBISCHE GARNELEN

Je 1 TL Zimt, Kreuzkümmel, rotes Chilipulver, Curry, Cayennepfeffer, schwarzer Pfeffer, Salz und Piment
600 g große Garnelen, küchenfertig

Den Ofen auf 200 °C vorheizen. Die Gewürze mischen, die Garnelen darin wenden und in der heißen Bratpfanne scharf anbraten, bis sie eine Art Kruste bekommen. In eine ofenfeste Form geben und 10 Minuten backen. Auf Wildreis mit Zitronen-Salsa servieren.

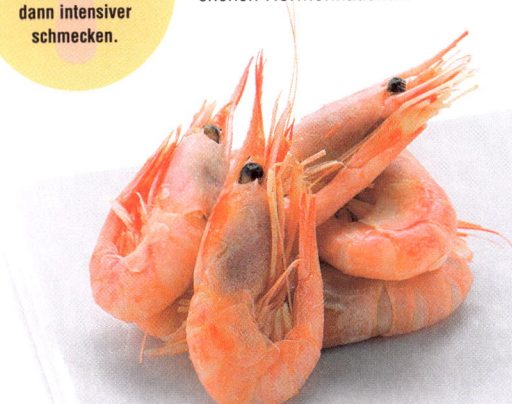

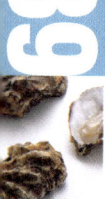

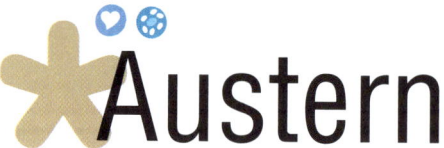

Austern

EIGENSCHAFTEN
- jodhaltig
- stärkt die Fortpflanzungsorgane
- zinkhaltig
- reich an Vitamin E und Omega-3-Fettsäuren

VERWENDUNG
- Austernfleisch

Austern gelten von alters her als Aphrodisiakum. Sie sind vollgepackt mit Vitaminen, Nähr- und Mineralstoffen.

Austern sind ausgezeichnete Proteinlieferanten. Sie sind reich an herzstärkendem Vitamin E und Omega-3-Fettsäuren, den Vitaminen des B-Komplexes, die die Hirnleistung fördern – darunter B12, das vor Ermüdung schützt –, und Vitamin D, das für gesunde Knochen und Zähne sorgt. Daneben enthalten sie Mineralstoffe wie Kalium, Eisen und Selen. In der traditionellen chinesischen Medizin sagt man ihnen leber- und nierenstärkende Eigenschaften nach und wendet sie bei Schlaflosigkeit, Unruhe und Aufregung an.

> Austern sind zweigeschlechtlich, wobei die konkrete Ausformung bei den verschiedenen Arten unterschiedlich ist.

AUSTERN MIT PARMESAN

- 125 g Semmelbrösel
- 1 EL Butter
- 3 Dutzend frische Austern
- Salz und Cayennepfeffer
- 15 g frische Petersilie, gehackt
- 125 g frisch geriebener Parmesan
- 125 ml Weißwein

Den Ofen auf 180 °C vorheizen. Die Semmelbrösel in der Butter anbräunen, 1 Esslöffel zurückbehalten. Eine Auflaufform einfetten und mit den gerösteten Semmelbröseln bestäuben. Die Austern mit Salz und Pfeffer würzen und in die Form setzen. Mit Petersilie, Parmesan und den restlichen Semmelbröseln bestreuen und mit dem Wein übergießen. 15 Minuten überbacken und sofort servieren.

Austern sollen sexualstärkend wirken. Sie enthalten viel Jod, das die Funktion der Schilddrüse und der Sexualhormone steuert. Forschungen zufolge enthalten Austern außerdem gewisse Sexualhormone bildende Sterole. Chinesinnen essen regelmäßig Austern, um die Produktion von Östrogenen anzuregen und Unfruchtbarkeit sowie Problemen der Wechseljahre vorzubeugen. Mit dem Verzehr von sechs rohen Austern kann man seinen Tagesbedarf an Zink decken – Zink ist unabdingbar für die Spermienproduktion und steigert das Sexualverlangen. Es stärkt außerdem das Immunsystem.

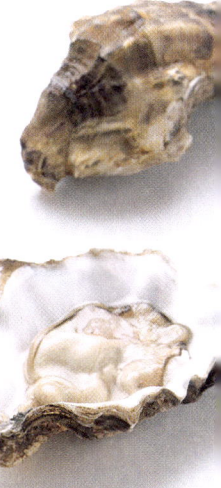

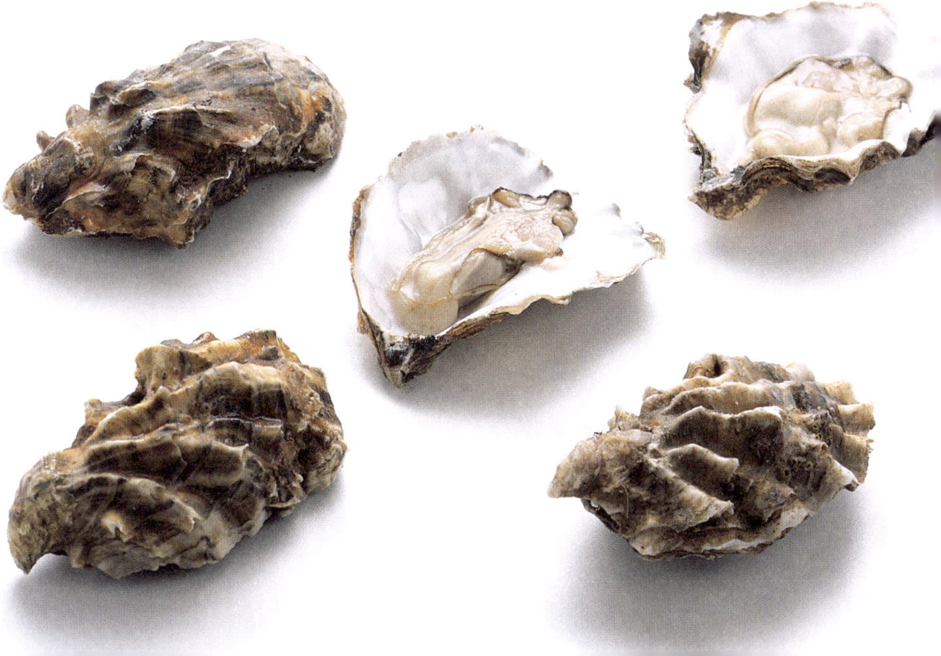

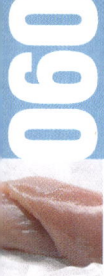

Hühnchen

In Asien gab es schon im 4. Jahrhundert v. Chr. die ersten domestizierten Haushühner. Über Ägypten gelangten sie nach Europa, wo sie inzwischen zu einem Hauptnahrungsmittel avanciert sind.

Neben Protein ist Hühnchenfleisch reich an B-Komplex-Vitaminen sowie an Blutarmut bekämpfendem und immunstärkendem Zink und Eisen – je dunkler das Fleisch, desto mehr enthält es davon. Hühnchenbrust hingegen enthält doppelt so viel Vitamin B6, das gegen PMS schützt. Hühnchenfleisch ist kreislauf- und leberstärkend und bekämpft Durchfall und Ödeme. Hühnersuppe ist ein bewährtes Kräftigungsmittel bei Erschöpfung und Krankheiten der oberen Atemwege.

EIGENSCHAFTEN
- blutbildend
- immunsystemstärkend
- reich an Vitamin B6
- kreislaufstärkend
- beruhigend

VERWENDUNG
- Hühnchenfleisch

OMAS HÜHNERSUPPE

225 g Hühnchenbrust ohne Haut, in Würfeln
2¼ l Hühnerfond
6 Knoblauchzehen, gehackt
1 Stück Ingwerwurzel, in 2 oder 3 Stücke geschnitten
4 Frühlingszwiebeln, gehackt

Fond, Knoblauch und Ingwer zusammen aufkochen, dann bei schwacher Hitze 10 Minuten köcheln lassen. Hühnchenfleisch zugeben und 5–7 Minuten weitergaren, den Ingwer entfernen. Mit Frühlingszwiebeln bestreut servieren.

Verwenden Sie stets Bio-Ware. Hühner aus Legebatterien könnten schädliche Rückstände enthalten.

Milch

Milch wirkt beruhigend, ist nahrhaft und ein ausgezeichneter Lieferant lebenswichtiger Nährstoffe.

Milch ist ein erstklassiger Proteinlieferant und voller Aufbaustoffe, von denen besonders noch in der Entwicklung befindliche Kinder und Jugendliche profitieren. Ihr hoher Anteil an Calcium stärkt die Knochen und beugt Osteoporose vor. B-Vitamine, Eisen und Zink sind ebenfalls in Milch zu finden. Forschungen ergaben, dass Milch gut für die Leistung des Gehirns ist und Schlaganfällen vorbeugen kann. Sie soll auch blutdruck- und cholesterinsenkend wirken.

In der irischen Volksmedizin verabreichte man in Milch gelösten Schafskot gegen Keuchhusten.

EIGENSCHAFTEN
- erstklassiger Proteinlieferant
- calciumhaltig
- knochenstärkend

VERWENDUNG
- Milch

BADE-LOTION
Für die Haut

150 ml Milch
2 Eier
3 EL Trägeröl
2 TL Honig
2 TL Shampoo aus dem Bioladen
1 EL Wodka

Öl und Eier zusammen aufschlagen, dann die anderen Zutaten zugeben und alles in eine Glasflasche abfüllen. Die Lotion im Kühlschrank aufbewahren und innerhalb von 3–4 Tagen aufbrauchen.

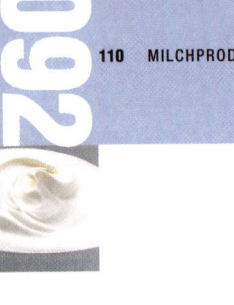

Joghurt

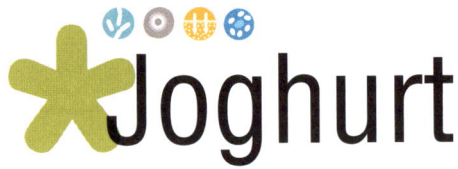

EIGENSCHAFTEN
- enthält nützliche Bakterien
- schützt vor Infektionen
- gegen Magengeschwüre
- calciumreich

VERWENDUNG
- fermentierte Milch

> Angeblich waren es die Beduinen, die entdeckten, dass Milch durch Hitze und Bewegung zu Joghurt fermentiert.

Das Kulturmilchprodukt Joghurt ist buchstäblich randvoll mit nützlichen Bakterien und Nährstoffen.

Joghurt enthält lebende Kulturen von *Lactobazillus*- und *Bifido*-Bakterien, die immunstärkend wirken und Krankheiten vorbeugen. Sie bekämpfen schädliche Bakterien und unterstützen den Darm bei der Aufnahme von Nährstoffen.

Die Joghurtbakterien synthetisieren Biotin, Folsäure und B-Vitamine, darunter das antidepressiv wirkende Vitamin B12, das auch die Aufnahme von Calcium und Magnesium ins Knochengewebe unterstützt. Ferner enthält Joghurt Spurenelemente von Vitamin D, das ebenfalls bei der Calciumabsorption hilft. Joghurt schützt vor Candida und dem damit verbundenen Juckreiz und Brennen sowie vor Magengeschwüren. Er soll auch krebsvorbeugend wirken. Forschungen haben ergeben,

---

NACHTKERZEN-JOGHURT-MASKE *Belebt und nährt müde Haut*

- 2 Kapseln Nachtkerzenöl
- 3 EL Bio-Joghurt
- 1 TL Honig
- 2 Kapseln Vitamin-E-Öl
- 30 g Kartoffelstärke

Das Öl aus den Kapseln drücken und mit den anderen Zutaten vermischen. Nach Bedarf Kartoffelstärke zugeben, um die gewünschte Konsistenz zu erhalten. Die Maske gleichmäßig auf das Gesicht auftragen und etwa 20 Minuten einwirken lassen. Mit Wasser abspülen und trockentupfen. Die Maske kann jeden Abend verwendet werden.

dass die in den probiotischen Kulturen des Joghurts enthaltenen Enzyme direkt durch die Magenwände absorbiert werden und dadurch die Immunabwehr stärken. Der Genuss von Joghurt ist eine gute Alternative bei Laktoseüberempfindlichkeit oder einer Laktoseintoleranz.

LASSI
Südindisches Joghurtgetränk

250 g Naturjoghurt
625 ml kaltes Wasser
1 TL Kreuzkümmelsamen
½ TL Salz
½ TL frische Minze, fein gehackt

Alle Zutaten im Mixer zu einem cremigen Getränk verrühren und kalt servieren.

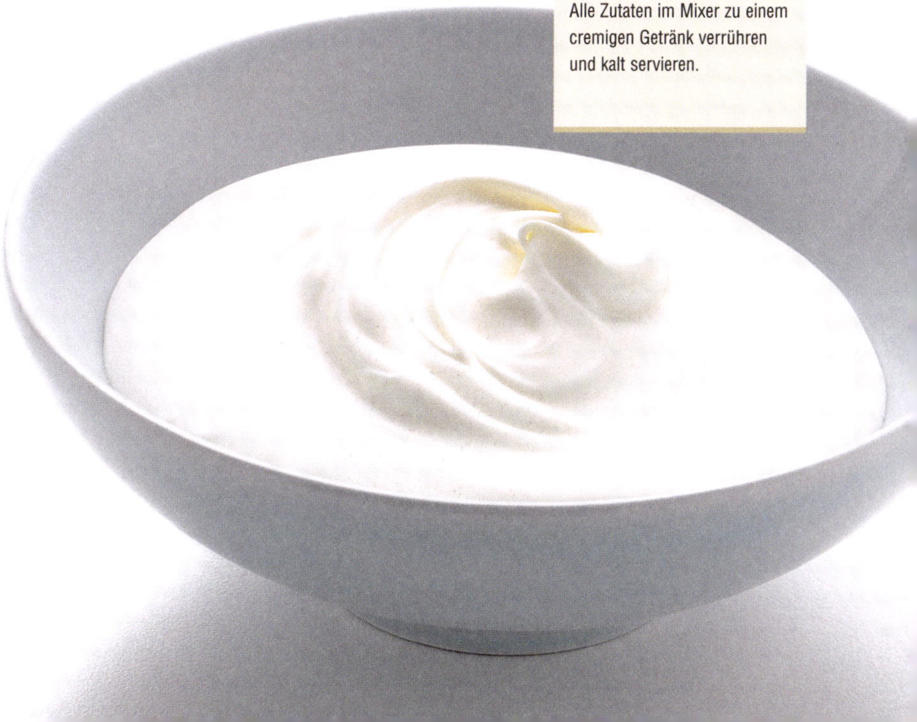

Kaffee

EIGENSCHAFTEN
- stimuliert das Gehirn
- gegen Asthma
- harntreibend
- abführend

VERWENDUNG
- Bohnen

KAFFEE-PACKUNG
Gegen Insektenstiche

**50 g gemahlener Kaffee
60 ml Wasser
Gazebinde**

Den Kaffee in dem Wasser einweichen und direkt auf die befallene Stelle auftragen. Mit der Gaze bedecken und befestigen. Mehrere Stunden oder bis der Kaffee getrocknet ist, einwirken lassen.

Kaffee kam im 16. Jahrhundert aus Arabien nach Europa. Zunächst als Medizin betrachtet, entwickelte er sich später zu einem Genussmittel.

Kaffee enthält belebendes Koffein, das die Hirnfunktionen anregt und die Konzentration verbessert. Er hebt die Laune und bekämpft leichte Depressionen. Da Kaffee die Bronchialmuskulatur entspannt, hat er sich bei Asthma als hilfreich erwiesen. Auch bei Migräne kann Kaffeegenuss Erleichterung verschaffen. Er ist harntreibend und soll sogar krebsvorbeugend wirken. Eine Packung aus feuchtem Kaffeesatz beschleunigt die Heilung von Insektenstichen und Hämatomen.

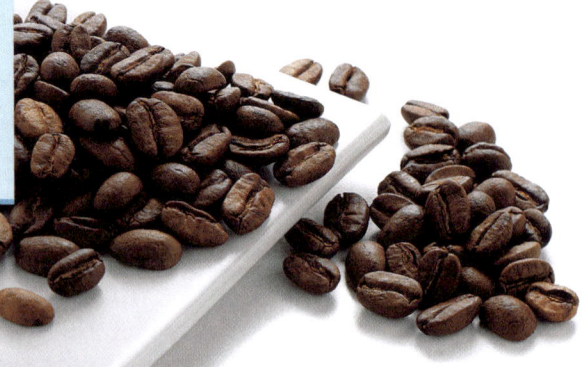

Tee

Tee ist das beliebteste Getränk der Welt. Wegen seiner belebenden Eigenschaften wird er in der Volksmedizin vieler Kulturen verwendet.

Tee enthält viele Nährstoffe, darunter die blut- und hautfreundlichen Vitamine E und K. Mangan unterstützt das Wachstum und die Funktion der Hormone, und Fluor schützt vor Karies. In geringen Mengen genossen, bewahren die Tee-Tannine durch ihre adstringente Wirkung vor Mageninfektionen. Grüner Tee ist besonders reich an Bioflavonoiden, die vor schädlichen freien Radikalen schützen. Äußerlich angewendet hilft Tee bei geschwollenen, juckenden oder verklebten Augen.

EIGENSCHAFTEN
- nährend
- adstringierend
- bekämpft freie Radikale

VERWENDUNG
- Blätter

In China und Japan werden spezielle Tee-Zeremonien abgehalten.

TEE-KOMPRESSEN

2 Teebeutel schwarzer Tee
60 ml Wasser

Die Teebeutel in dem Wasser einweichen und den Überschuss ausdrücken. Die Augen mit je einem Teebeutel bedecken und etwa 10 Minuten einwirken lassen.

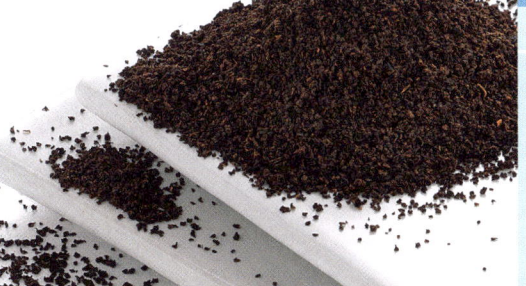

Apfelessig

Apfelessig ist ein uraltes Hausmittel. Er besteht aus fermentiertem Apfelsaft und ist wie dieser reich an Enzymen.

Apfelessig ist sehr verdauungsfördernd, kurbelt den Stoffwechsel an und schafft Erleichterung bei Sodbrennen. Seine Enzyme lösen Kalkablagerungen und sind daher hilfreich bei schmerzenden Gelenken infolge von Arthritis und Rheuma. Apfelessig enthält das cholesterinsenkende Pektin sowie 19 weitere Mineralstoffe. Er wirkt entgiftend und sorgt, äußerlich angewendet, für gesunde Haut.

EIGENSCHAFTEN
- verdauungsfördernd
- reich an Enzymen
- gegen Arthritis
- pektinhaltig
- gut für die Haut

VERWENDUNG
- Apfelessig

OXYMEL (SAUERHONIG)

**Apfelessig
Honig
Wasser**

Die Zutaten zu gleichen Teilen in ein abschließbares Gefäß geben und kräftig schütteln. Nach Bedarf 1 Teelöffel einnehmen oder 1 Krug Oxymel (1 Teil Oxymel auf 8 Teile Wasser) anmischen und regelmäßig davon trinken.

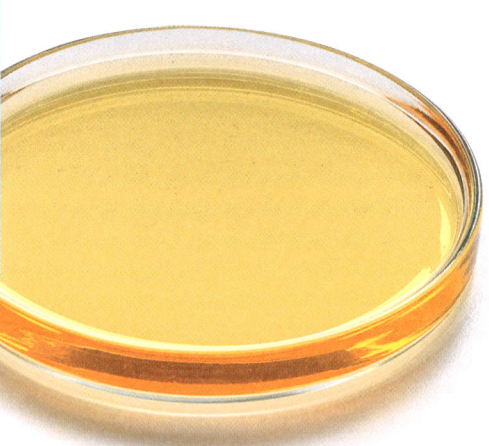

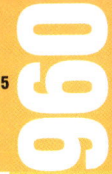

Olivenöl

Olivenöl ist gesund, leicht verdaulich und seit jeher ein Grundpfeiler der Mittelmeer-Küche.

Kalt gepresstes Olivenöl besteht zu 77 Prozent aus einfach ungesättigten Fettsäuren, die den Spiegel des schädlichen LDL-Cholesterins senken und dabei das „gesunde" HDL-Cholesterin unbehelligt lassen. Es ist herzstärkend und enthält viele Antioxidantien. Reich an Vitamin E fördert es die Gallenproduktion und hilft so beim Ausscheiden von Gallensteinen.

Im antiken Griechenland verwendete man Olivenöl für rituelle Salbungen.

EIGENSCHAFTEN
- cholesterinsenkend
- Vitamin-E-haltig
- gallenstärkend
- abführend

VERWENDUNG
- reife Früchte

KAPERN-OLIVENÖL-TAPENADE

125 ml natives Olivenöl extra
5 EL Kapern
80 g grüne Oliven, entsteint
2 Anchovis-Filets
4 Knoblauchzehen

Alle Zutaten im Mixer pürieren und mit Brot servieren.

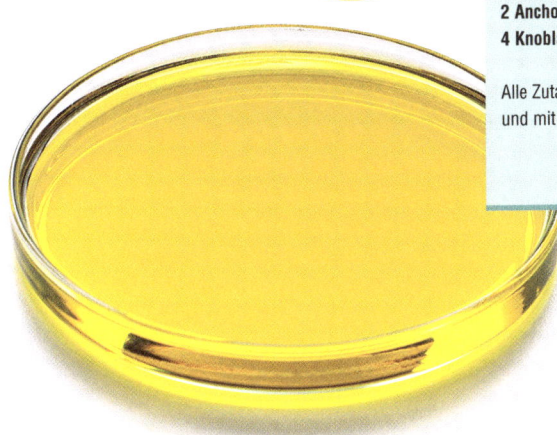

Bierhefe

EIGENSCHAFTEN
- belebend
- immunsystemstärkend
- gut für die Haut

VERWENDUNG
- getrocknete Hefe

Bierhefe besteht zu fast 50 Prozent aus Protein. Sie enthält unter anderem 16 Aminosäuren, 15 Mineralstoffe und Spurenelemente sowie zahlreiche Vitamine des B-Komplexes.

Bierhefe ist ein bewährtes Mittel gegen Stress, Konzentrationsprobleme und Erschöpfungszustände. Sie ist reich an Ribonukleinsäure und Zink, die beide das Immunsystem stärken. Äußerlich als Kompresse angewendet ist Bierhefe hilfreich bei Haar-, Haut- und Nagelproblemen. Sie kann bis zu 70 Prozent Feuchtigkeit aufnehmen und ist daher gut für die Regeneration von beschädigtem Zellgewebe.

BIERHEFE-KOMPRESSE
Bei Hautproblemen

**225 g getrocknete Bierhefe
warmes Wasser
Baumwolltuch
kleine Wolldecke**

Hefe und Wasser zu einer senfähnlichen Paste anrühren. Auf das Baumwolltuch streichen und auf die befallene Stelle auflegen. Die Decke darüberlegen und die Paste einwirken lassen, bis sie zu trocknen beginnt. Die Stelle mit kaltem Wasser abspülen und trocknen lassen. Bei Bedarf die Prozedur wiederholen.

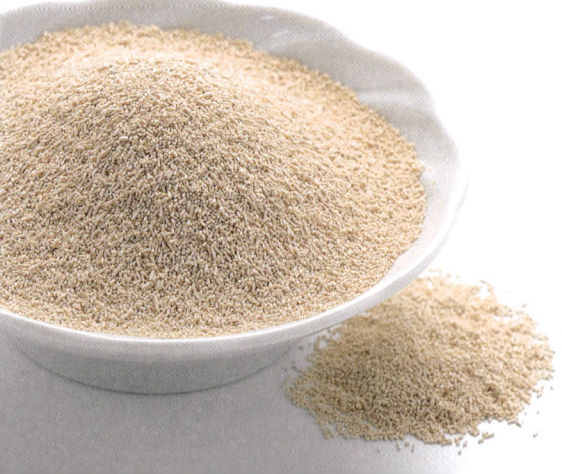

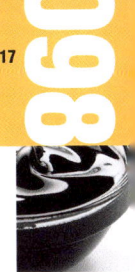

Zuckerrohrsirup

Der dunkle, klebrige und nahrhafte Sirup wurde früher zum natürlichen Süßen von Speisen verwendet.

Der Eisengehalt des Zuckerrohrsirups wirkt blutbildend und bekämpft Blutarmut und Erschöpfung. Der Sirup enthält außerdem Calcium, Kupfer, Mangan, Kalium und Magnesium, die vor Osteoporose schützen und das Nervensystem, die Muskulatur sowie das Immunsystem stärken. Nach der traditionellen chinesischen Medizin versorgt Zuckerrohrsirup die Lungen mit Feuchtigkeit und heilt dadurch Husten und Erkältungen.

EIGENSCHAFTEN
- nährstoffreich
- blutbildend
- gegen Osteoporose

VERWENDUNG
- Sirup aus Zuckerrohr

SIRUP-BARBECUESAUCE

125 g Zuckerrohrsirup
250 ml Tomatensauce
125 ml Balsamicoessig
Saft von 2 mittelgroßen Zitronen
85 g brauner Zucker
Cayennepfeffer nach Geschmack

Alle Zutaten im Wasserbad erhitzen und unter gelegentlichem Rühren auf etwa zwei Drittel der Flüssigkeit einkochen lassen. Vom Herd nehmen und abkühlen lassen. Dabei wird die Konsistenz allmählich dicker.

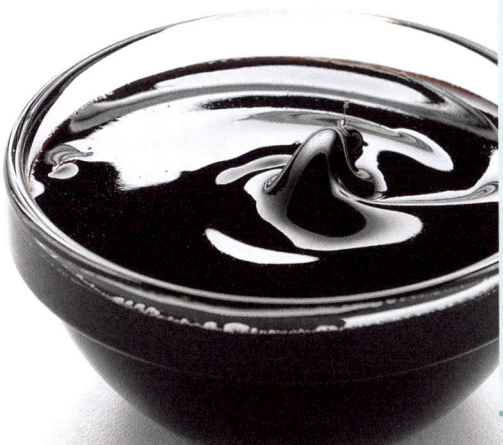

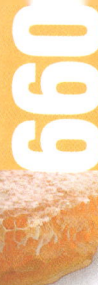
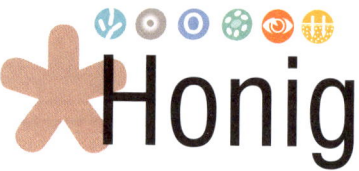

Honig

Die alten Kulturen der Welt verwendeten Honig als Kraftnahrung sowie als Arznei gegen eine breite Palette von Krankheiten.

EIGENSCHAFTEN
- gegen Schlaflosigkeit
- antifungal
- unterstützt die Heilung

VERWENDUNG
- Bienenhonig

HONIGPFLASTER
Bei offenen Wunden

Honig
Gazebinde

Eine Gazebinde mit Honig bestreichen und auf der befallenen Stelle befestigen. Die Menge des Honigs richtet sich nach der Menge der ausgetretenen Wundflüssigkeit. Bei Bedarf wiederholen.

Der Bienensaft war im Altertum so hoch geschätzt, dass man bei den Römern seine Steuern sogar anstatt mit Gold mit Honig bezahlen konnte. Noch heute nennt man ihn oft „flüssiges Gold".

Honig besteht aus etwa 200 verschiedenen Inhaltsstoffen, darunter durchschnittlich zu 35 Prozent aus Fruchtzucker, zu 31 Prozent aus Traubenzucker und zu einem geringen Prozentsatz an Rohrzucker. Er ist das einzige Süßungsmittel, das nicht künstlich hergestellt wird. Honig senkt den Blutzuckerspiegel und hilft dadurch bei Schlaflosigkeit und Stimmungsschwankungen. Er enthält Vitamin B6, Thiamin, Riboflavin, Pantothensäure und Spurenelemente wie Calcium, Kupfer, Eisen, Magnesium, Mangan, Phosphor, Kalium, Natrium und Zink. Honig ist ein Antioxidans und wirkt antibiotisch, antifungal und antibakteriell. Er ist besonders wirksam gegen Staphylokokkenbefall und Candida-Infektionen. Honig enthält außerdem Propolis, eine antibakterielle Substanz, die Husten und Erkältungen sowie Magenverstimmungen vorbeugt. Der neuseeländische Manuka-Honig glänzt mit einer besonders intensiven

Wirkung gegen Bakterien: Er tötet sogar *Helicobacter pylori* ab, ein Stäbchenbakterium, das Magen- und Zwölffingerdarmgeschwüre verursacht. Ungefilterter Honig enthält Pollen, der Heuschnupfen vorbeugt. Äußerlich angewendet hilft die antiseptische Wirkung des Honigs bei Geschwüren, Verbrennungen und Wunden. Honig wirkt zudem entzündungshemmend und schmerzlindernd und unterstützt die Regeneration der subkutanen Zellen.

Bei vielen antiken Völkern galt der Honigtrank Met als Nektar der Götter.

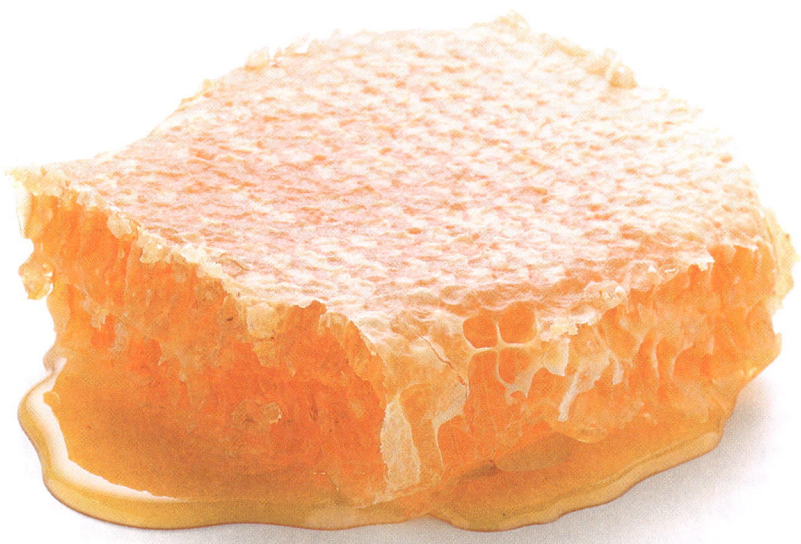

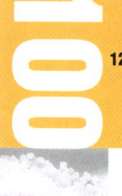

Steinsalz

Bereits in der griechischen Antike wurde Steinsalz zur Behandlung der Haut und als Dampfbad bei Krankheiten der Atemwege angewandt.

Salz wirkt schleimlösend und hilft daher bei Husten, Erkältungen und Stirnhöhlenvereiterung. Salz-Dampfbäder wirken entzündungshemmend. Bei Halsschmerzen hilft Gurgeln mit Salzwasser. Im Badewasser wirkt Salz kreislaufanregend, entgiftend und immunstärkend. Es hält die Hautfeuchtigkeit im Körper und schafft Erleichterung bei Ekzemen und Muskelkater.

Die alten Griechen wussten bereits, dass die Einnahme von Salz das Allgemeinbefinden verbessert.

EIGENSCHAFTEN
- schleimlösend
- gegen Atemwegsbeschwerden
- gegen Halsschmerzen
- immunsystemstärkend
- gut für die Haut

VERWENDUNG
- Steinsalzkristalle

SALZ-NASENSPÜLUNG
Bei verstopfter Nase

250 ml warmes Wasser
1 Prise Salz
1 Prise Kurkuma (nach Belieben)

Alle Zutaten mischen und in einen Krug mit enger Tülle gießen. Die Flüssigkeit durch ein Nasenloch ziehen, den Kopf zurücklegen und warten, bis die Flüssigkeit in die Mundhöhle gelaufen ist. Ausspucken und mit dem anderen Nasenloch wiederholen. Bis zu fünfmal pro Tag wiederholen.

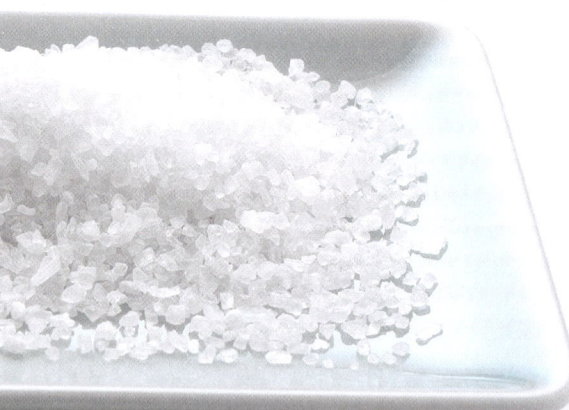

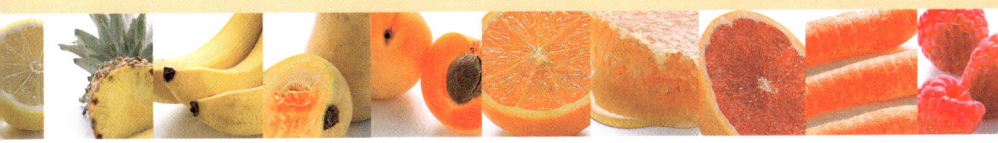

Beschwerden im Überblick

ARTHRITIS (RHEUMATOIDE)

Antioxidantienhaltiges Obst und Gemüse sowie Nüsse, Samen und ölhaltiger Fisch lindern die Entzündung der Gelenke.

Lebensmittel/Kräuter:

Anis (S. 96); Apfel (S. 19); Artischocke (S. 32); Spargel (S. 31); Trauben-Silberkerze (S. 76); Kohl (S. 36); Cayennepfeffer (S. 95); Sternmiere (S. 88); Chili (S. 42); Apfelessig (S. 114); Holunder (S. 80); Fenchel (S. 64); Leinsamen (S. 52); Meerrettich (S. 79); Süßholz (S. 63); Hirse (S. 62); Muskatnuss (S. 97); Papaya (S. 23); Ananas (S. 14); Lachs (S. 104); Johanniskraut (S. 84); Erdbeeren (S. 17); Kurkuma (S. 94)

ASTHMA

Asthmapatienten leiden oft an chronischer Lungenentzündung, die sie umso anfälliger für Allergien macht. Sie sollten Allergien auslösende Lebensmittel wie Milch, Weizen, Nüsse und Fisch meiden.

Lebensmittel/Kräuter:

Trauben-Silberkerze (S. 76); Cayennepfeffer (S. 95); Kaffee (S. 112); Holunder (S. 80); Knoblauch (S. 73); Süßholz (S. 63); Zwiebel (S. 41); Süßkartoffel (S. 34); Thymian (S. 81)

BLUTARMUT/ANÄMIE

Blutarmut tritt auf, wenn der Körper nicht genügend rote Hämoglobin enthaltende Blutkörperchen erzeugen kann. Eisenhaltige Nahrung kann helfen.

Lebensmittel/Kräuter:

Aprikose (S. 12); Rind (S. 102); Rote Bete (S. 27); Schwarze Bohnen (S. 47); Zuckerrohrsirup (S. 117); Brokkoli (S. 37); Chicorée (S. 85); Lamm (S. 103); Linsen (S. 43); Brennnessel (S. 82); Quinoa (S. 56); Roggen (S. 57); Spinat (S. 24); Erdbeeren (S. 17); Weizengras (S. 100)

BRONCHITIS

Schleim produzierende Milchprodukte sollten während dieser Virusinfektion der Bronchien besser vermieden werden.

Lebensmittel/Kräuter:

Adukibohnen (S. 46); Anis (S. 96); Aprikose (S. 12); Trau-

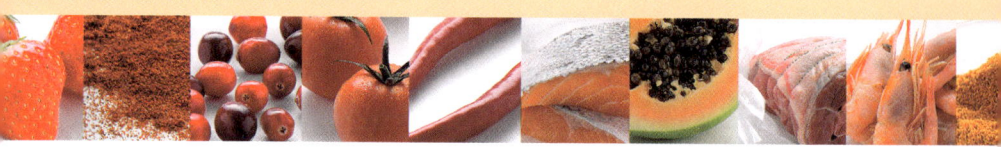

ben-Silberkerze (S. 76); Chili (S. 42); Echinacea (S. 65); Holunder (S. 80); Leinsamen (S. 52); Knoblauch (S. 73); Ingwer (S. 92); Meerrettich (S. 79); Lavendel (S. 86); Zitrone (S. 10); Zwiebel (S. 41); Salbei (S. 68); Sonnenblumenkerne (S. 51); Süßkartoffel (S. 34); Thymian (S. 81); Brunnenkresse (S. 40)

DEPRESSIONEN

Meist werden Psychotherapie und Medikamente eingesetzt, um Depressionen zu behandeln, doch es gibt auch eine Reihe von Hausmitteln, die helfen können.

Lebensmittel/Kräuter:

Avocado (S. 26); Paranüsse (S. 54); Buchweizen (S. 58); Kaffee (S. 112); Milch (S. 109); Hafer (S. 60); Himbeeren (S. 16); Reis (S. 55); Johanniskraut (S. 84); Sonnenblumenkerne (S. 51)

DIABETES

Diabetes entsteht, wenn die Bauchspeicheldrüse nicht genug Insulin produziert oder der Körper Insulin abweist.

Lebensmittel/Kräuter:

Aloe vera (S. 71); Apfel (S. 19); Artischocke (S. 32); Karotte (S. 35); Hafer (S. 60); Kartoffel (S. 28); Süßkartoffel (S. 34)

EKZEME

Ekzeme sind Hautentzündungen, die durch Allergien und Unverträglichkeiten ausgelöst werden können. Allergieauslöser sollten vermieden werden. Die Nahrung sollte reich an ungesättigten Fettsäuren, Vitamin A und Zink sein.

Lebensmittel/Kräuter:

Avocado (S. 26); Bierhefe (S. 116); Karotte (S. 35); Cayennepfeffer (S. 95); Kamille (S. 87); Sternmiere (S. 88); Beinwell (S. 74); Leinsamen (S. 52); Lavendel (S. 88); Muskatnuss (S. 97); Hafer (S. 60); Papaya (S. 23); Kürbiskerne (S. 50); Quinoa (S. 56); Steinsalz (S. 120); Rosmarin (S. 66); Lachs (S. 104); Sonnenblumenkerne (S. 51); Kurkuma (S. 94); Weizengras (S. 100)

ERKÄLTUNG

Erkältungen sind meist Viruserkrankungen. Man sollte Milchprodukte vermeiden und viel Obst und Gemüse essen.

Lebensmittel/Kräuter:

Heidelbeeren (S. 21); Chili (S. 42); Zimt (S. 91); Cranberrys (S. 20); Echinacea (S. 65); Holunder (S. 80); Eukalyptus (S. 70); Knoblauch (S. 73); Ingwer (S. 92); Grapefruit (S. 18); Honig (S. 118); Zitrone (S. 10); Orange (S. 11); Pfefferminze (S. 67); Garnele (S. 105); Stein-

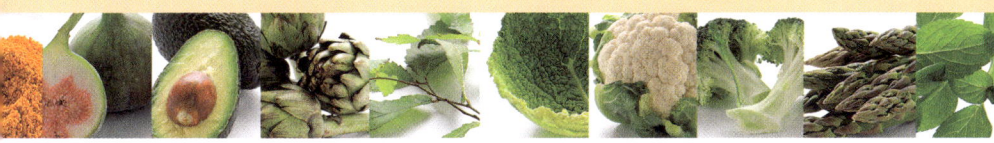

salz (S. 120); Rosmarin (S. 66); Salbei (S. 68); Teebaum (S. 89); Thymian (S. 81)

ERSCHÖPFUNG

Bei Erschöpfungszuständen sollte man vor allem aufbauende, energieerzeugende Nahrung zu sich nehmen.

Lebensmittel/Kräuter:
Artischocke (S. 32); Avocado (S. 26); Gerste (S. 59); Zuckerrohrsirup (S. 117); Bierhefe (S. 116); Ginseng (S. 72); Honig (S. 118); Lamm (S. 103); Hafer (S. 60); Orange (S. 11); Austern (S. 106); Kürbiskerne (S. 50); Himbeeren (S. 16); Reis (S. 55); Rosmarin (S. 66); Sojabohnen (S. 44); Spinat (S. 24); Johanniskraut (S. 84); Weizengras (S. 100)

GRIPPE (INFLUENZA)

Grippe ist eine Virusinfektion mit erkältungsähnlichen Symptomen. Essen Sie immunstärkende Nahrungsmittel und Kräuter.

Lebensmittel/Kräuter:
siehe Erkältung

HARNWEGS-ENTZÜNDUNGEN

Entzündungen der Nieren, Blase und Harnwege entstehen, wenn Mikroorganismen in den Harnwegen verbleiben und sich vermehren.

Lebensmittel/Kräuter:
Adukibohnen (S. 46); Gerste (S. 59); Heidelbeeren (S. 21); Stangensellerie (S. 30); Kichererbsen (S. 48); Chicorée (S. 85); Cranberrys (S. 20); Fenchel (S. 64); Quinoa (S. 56); Johanniskraut (S. 84)

HEUSCHNUPFEN

Heuschnupfen ist eine durch Pflanzenpollen, Hausmilben oder bestimmte Lebensmittel wie Milch, Eier, Krustentiere, Nüsse und Backobst ausgelöste Allergie. Vermeiden Sie vor allem die Auslöser. Manche Nahrungsmittel und Kräuter können helfen.

Lebensmittel/Kräuter:
Avocado (S. 26); Rote Bete (S. 27); Holunder (S. 80); Honig (S. 118); Brennnessel (S. 82); Papaya (S. 23)

INSEKTENSTICHE

Die Einstichstelle mit Seife und Wasser reinigen und eine kühle Kräuterkompresse auflegen.

Lebensmittel/Kräuter:
Kaffee (S. 112); Eukalyptus (S. 70); Zwiebel (S. 41)

KOPFSCHMERZEN

Kopfschmerzen können durch unregelmäßige Essenszeiten,

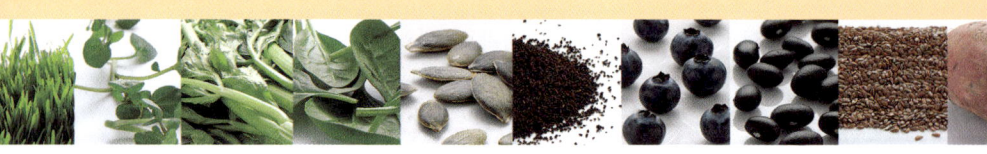

laute oder sauerstoffarme Umgebung, Aufregung oder bestimmte Nahrungsmittel ausgelöst werden, darunter Käse, Schokolade und Rotwein.

Lebensmittel/Kräuter:
Cayennepfeffer (S. 95); Lavendel (S. 86); Süßholz (S. 63); Pfefferminze (S. 67); Rosmarin (S. 66); Roggen (S. 57); Algen (S. 99)

KREBS

Krebstumore sind das Resultat von unkontrolliertem Zellwachstum in den Organen und im Körpergewebe. Die Symptome können durch bestimmte Nahrungsmittel gelindert werden. Es gibt auch Hinweise darauf, dass eine bestimmte Diät krebsvorbeugend wirken kann.

Lebensmittel/Kräuter:
Mandeln (S. 49); Rind (S. 102); Paranüsse (S. 54); Kohl (S. 36); Karotte (S. 35); Blumenkohl (S. 25); Cranberrys (S. 20); Leinsamen (S. 52); Pilze (S. 38); Olivenöl (S. 115); Zwiebel (S. 41); Kartoffel (S. 28); Garnele (S. 105); Roggen (S. 57); Lachs (S. 104); Spinat (S. 24); Sprossen (S. 98); Süßkartoffel (S. 34); Teebaum (S. 89); Tomate (S. 39); Kurkuma (S. 94); Joghurt (S. 110)

MAGENVERSTIMMUNG

Eine Magenverstimmung geht mit Schmerzen im Verdauungstrakt einher. Während manche säurebildenden Nahrungsmittel wie Zitrusfrüchte und rotes Fleisch diese verursachen, können andere vorbeugend oder lindernd wirken.

Lebensmittel/Kräuter:
Artischocke (S. 32); Banane (S. 22); Karotte (S. 35); Cayennepfeffer (S. 95); Apfelessig (S. 114); Zimt (S. 91); Fenchel (S. 64); Knoblauch (S. 73); Ingwer (S. 92); Grapefruit (S. 18); Weißdorn (S. 83); Zitronenmelisse (S. 90); Süßholz (S. 63); Hirse (S. 62); Papaya (S. 23); Pfefferminze (S. 67); Naturreis (S. 55); Rotulme (S. 77)

MIGRÄNE

Migräne verursacht schwere Kopfschmerzen, Lichtüberempfindlichkeit, Übelkeit und Erbrechen. Vermeiden Sie allergieauslösende Nahrung.

Lebensmittel/Kräuter:
Mutterkraut (S. 78); Kaffee (S. 112)

OSTEOPOROSE

Durch den Verlust von Proteinen werden die Knochen allmählich brüchig. Calciumreiche Nahrung

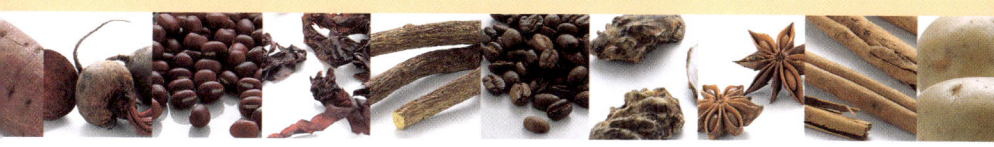

kann dabei helfen, Osteoporose vorzubeugen.

Lebensmittel/Kräuter:
Rind (S. 102); Zuckerrohrsirup (S. 117); Brokkoli (S. 37); Milch (S. 109); Hirse (S. 62); Brennnessel (S. 82); Hafer (S. 60); Austern (S. 106); Ananas (S. 14); Garnelen (S. 105); Roggen (S. 57); Sojabohnen (S. 44); Joghurt (S. 110)

PILZINFEKTIONEN

Pilzinfektionen werden oft durch Nahrungsmittel hervorgerufen. Alkohol, Milchprodukte und raffinierter Zucker sowie Hefe sollten vermieden werden.

Lebensmittel/Kräuter:
Knoblauch (S. 73); Ingwer (S. 92); Grapefruit (S. 18); Honig (S. 118); Lavendel (S. 86); Hirse (S. 62); Naturreis (S. 55); Teebaum (S. 89); Thymian (S. 81)

PRÄMENSTRUELLES SYNDROM (PMS)

Vor der Menstruation haben viele Frauen Symptome wie Reizbarkeit, Spannung, Depressionen, Erschöpfung, Wasseransammlung im Gewebe oder Rücken- und Unterleibsschmerzen. Hier sind vor allem Entspannung und die Vermeidung von Salz, Koffein und Schokolade angezeigt.

Lebensmittel/Kräuter:
Schwarze Bohnen (S. 47); Trauben-Silberkerze (S. 76); Kamille (S. 87); Hühnchen (S. 108); Mutterkraut (S. 78); Leinsamen (S. 52); Zitronenmelisse (S. 90); Hirse (S. 62); Brennnessel (S. 82); Austern (S. 106); Rosmarin (S. 66); Algen (S. 99); Kurkuma (S. 94)

REIZDARMSYNDROM

Häufige Symptome sind Blähungen und Bauchschmerzen, Verstopfung und/oder Durchfall und schlechte Verwertung von Nährstoffen. Das Reizdarmsyndrom kann durch in der Nahrung enthaltene Allergene hervorgerufen werden.

Lebensmittel/Kräuter:
Anis (S. 96); Spargel (S. 31); Kamille (S. 87); Löwenzahn (S. 69); Fenchel (S. 64); Meerrettich (S. 79); Hafer (S. 60); Naturreis (S. 55); Rosmarin (S. 66); Rotulme (S. 77)

SCHLAFLOSIGKEIT

Viele Dinge können Schlaflosigkeit verursachen, darunter Stimulantien wie Koffein. Auf die Leber wirkende Nahrungsmittel sowie beruhigende Kräuter können helfen.

Lebensmittel/Kräuter:
Aprikose (S. 12); Kamille (S. 87);

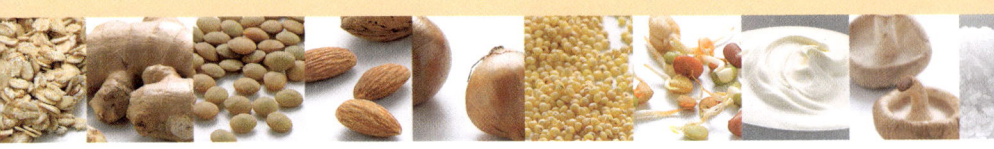

Honig (S. 118); Zitronenmelisse (S. 90); Muskatnuss (S. 97); Hafer (S. 60); Austern (S. 106)

STIRNHÖHLENVEREITERUNG

Die Entzündung der Nasennebenhöhlen geht oft mit Kopfschmerzen und verstopfter Nase einher. Vermeiden Sie allergieauslösende Nahrungsmittel. Entzündungshemmende Lebensmittel und Kräuter können helfen.

Lebensmittel/Kräuter:
Meerrettich (S. 79); Ananas (S. 14); siehe auch Erkältungen

STRESS

Stress setzt Adrenalin im Körper frei; dies kann auf die Dauer gesundheitsschädlich sein. Typische Symptome sind unter anderem Unruhe, Kopfschmerzen und Erschöpfungszustände.

Lebensmittel/Kräuter:
Adukibohnen (S. 46); Aprikose (S. 12); Gerste (S. 59); Bierhefe (S. 116); Kamille (S. 87); Ginseng (S. 72); Weißdorn (S. 83); Zitronenmelisse (S. 90); Sojabohnen (S. 44); Sonnenblumenkerne (S. 51); Thymian (S. 81)

VERSTOPFUNG

Die häufigste Ursache von Verstopfung ist ein Mangel an Ballaststoffen. Ballaststoffreiches Obst und Gemüse sowie Vollkornprodukte helfen.

Lebensmittel/Kräuter:
Aloe vera (S. 71); Apfel (S. 19); Banane (S. 22); Rote Bete (S. 27); Kaffee (S. 112); Löwenzahn (S. 69); Feige (S. 13); Leinsamen (S. 52); Süßholz (S. 63); Olivenöl (S. 115); Papaya (S. 23); Roggen (S. 57); Sojabohnen (S. 44); Spinat (S. 24)

WASSERANSAMMLUNG

Eine Wasseransammlung im Gewebe kann durch manche Kräuter und Nahrungsmittel gelindert werden.

Lebensmittel/Kräuter:
Adukibohnen (S. 46); Hühnchen (S. 108); Kichererbsen (S. 48); Löwenzahn (S. 69); Fenchel (S. 64)

WUNDEN

Verletzungen der Haut und des Gewebes können durch Kräuterpackungen gelindert und geheilt werden.

Lebensmittel/Kräuter:
Aloe vera (S. 71); Buchweizen (S. 58); Honig (S. 118); Lavendel (S. 86); Zitrone (S. 10); Zitronenmelisse (S. 90); Rotulme (S. 77); Teebaum (S. 89); Thymian (S. 81); Weizengras (S. 100)

Glossar

Adstringierend Zusammenziehend, bindend.
Allantoin Entzündungshemmender Wirkstoff, der die Zellregeneration anregt.
Analgetikum Schmerzstillendes Mittel.
Antioxidantien Substanzen, die die schädliche Wirkung freier Radikaler bekämpfen.
Apfelsäure Säure, die im Apfel vorkommt.
Arginin Organische Substanz in tierischen Proteinen.
Asparagin Aminosäure mit entgiftender Wirkung.
Bifido-Bakterien Nützliche Bakterien im Darmtrakt, die vor Infektionen schützen.
Blähungstreibend Vertreibt Blähungen aus dem Darmtrakt.
Bromelain Entzündungshemmendes Enzym, das Proteine spaltet.
Capsaicin Aktiver Bestandteil in Chilischoten.
Curcumin Entzündungshemmendes Pigment der Kurkumawurzel.
Cynarin Bitterstoff, der die Verdauung unterstützt.
Diuretisch Harntreibend.
Escherichia coli Schädliches (Koli-)Bakterium im Darmtrakt.
Essenzielle Fettsäuren Nützliche Fettsäuren wie Linolensäure, Omega-3-Fettsäuren und einfach ungesättigte Fettsäuren, die im Körper nicht vorkommen und durch die Nahrung aufgenommen werden müssen.
Flavonoide Entzündungshemmende bioaktive Wirkstoffe.
Freie Radikale Hochreaktive, gewebezersetzende Moleküle.
Fructooligosaccharide Fructosemolekülketten in unbehandeltem Obst und Gemüse.
Gingerol Geschmacksgebende Komponente des Ingwers.
Glycyrrhizinsäure Entzündungshemmender Wirkstoff.
Helicobacter pylori Stäbchenbakterium, das im Magen Entzündungen hervorrufen kann.
Indol Aromatischer, organischer Wirkstoff.
Isoflavone Östrogenähnliche Wirkstoffe.
Konjugierte Linolsäure Natürliche Fettsäure.
Lactobazillus Bakterium, das Laktose und andere Einfachzucker in Milchsäure umwandelt.
Laktose Milchzucker, der das Enzym Laktase braucht, um verdaut zu werden.
Laxativ Abführmittel, sorgt für die Darmentleerung.
Lecithin Fettähnliche Substanz, wichtig für die Verbrennung von Kohlenhydraten und Eiweiß.
Lignane Natürliche Antioxidantien, die in Pflanzen vorkommen.
Lycopin Carotinoid, das in roten Früchten vorkommt.
Schleimlösend Erleichtert den Auswurf von Schleim aus den Lungen.
Schleimstoff Klebrige, gummiartige Substanz in Pflanzen.
Phytonährstoffe Pflanzennährstoffe in Obst und Gemüse.
Polyphenole Aromatische Verbindungen, bioaktive Wirkstoffe in Pflanzen.
Probiotikum Zubereitung mit lebensfähigen Mikroorganismen, die den Darmbakterien als Nahrung dienen.
Prostaglandine Hormonähnliche, aus Fettsäuren gebildete körpereigene Substanzen.
Protease Proteinersetzendes Enzym.
Quercetin Entzündungshemmendes Flavonoid in Zwiebeln.
Staphylococcus Ein parasitisches Bakterium.
Sterole Pflanzliche Fette, Polyphenolverbindungen, die den Cholesterinspiegel senken.

Register

Adukibohnen 46
Algen 99
Aloe vera 71
Ananas 14–15
Anis 96
Apfel 19
Apfelessig 114
Aprikose 12
Artischocke 32–33
Austern 106–107
Avocado 26
Banane 22
Beinwell 74
Bierhefe 116
Blumenkohl 25
Brennnessel 82
Brokkoli 37
Brunnenkresse 40
Buchweizen 58
Cayennepfeffer 95
Chicorée 85
Chili 42
Cranberrys 20
Echinacea 65
Erdbeeren 17
Eukalyptus 70
Feige 13
Fenchel 64
Garnele 105
Gerste 59
Ginseng 72
Grapefruit 18
Hafer 60–61
Hühnchen 108

Heidelbeeren 21
Himbeeren 16
Hirse 62
Holunder 80
Honig 118–119
Ingwer 92–93
Joghurt 110–111
Johanniskraut 84
Kaffee 112
Kamille 87
Karotte 35
Kartoffel 28
Kichererbsen 48
Knoblauch 73
Kohl 36
Kürbis 29
Kürbiskerne 50
Kurkuma 94
Lachs 104
Lamm 103
Lavendel 86
Linsen 43
Leinsamen 52–53
Löwenzahn 69
Mandeln 49
Meerrettich 79
Milch 109
Muskatnuss 97
Mutterkraut 78
Naturreis 55
Olivenöl 115
Orange 11
Papaya 23
Paranüsse 54

Pilze 38
Pfefferminze 67
Rind 102
Roggen 57
Rosmarin 66
Rote Bete 27
Rotulme 77
Salbei 68
Schwarze Bohnen 47
Sojabohnen 44–45
Sonnenblumenkerne 51
Spargel 31
Spinat 24
Sprossen 98
Stangensellerie 30
Steinsalz 120
Sternmiere 88
Süßholz 63
Süßkartoffel 34
Tee 113
Teebaum 89
Thymian 81
Tomate 39
Trauben-Silberkerze 76
Quinoa 56
Weißdorn 83
Weizengras 100–101
Zimt 91
Zitrone 10
Zitronenmelisse 90
Zuckerrohrsirup 117
Zwiebel 41

DANKSAGUNG

Die Autorin dankt ihrem Ehemann Josh für seine Unterstützung und Geduld, ihren beiden Kindern Louis und Olivia für die lebensfrohe Inspiration und ihren Eltern Derek und Carola für die fortwährende Unterstützung.

Die Herausgeber danken Peter Jarrett, Mitarbeiter am Medicinal Herb Garden der Middlesex University, England, für das Zusammenstellen von Kräutermustern und Beatriz Linhares für das Vorbereiten der Kräuter für die Abbildungen.

BILDQUELLEN

Photolibrary Group (S. 65, 69, 76, 80); Neil Fletcher & Matthew Ward/Getty Images (S. 83, 84)